袁门传薪医话医案集

翟金海　编著

郝达富　袁士良　主审

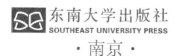

东南大学出版社
SOUTHEAST UNIVERSITY PRESS

·南京·

图书在版编目(CIP)数据

袁门传薪医话医案集 / 翟金海编著. — 南京:东
南大学出版社,2021.1
ISBN 978-7-5641-9445-1

Ⅰ. ①袁… Ⅱ. ①翟… Ⅲ. ①医话-汇编-中国-现
代 ②医案-汇编-中国-现代 Ⅳ. ①R249.7

中国版本图书馆 CIP 数据核字(2021)第 027261 号

袁门传薪医话医案集

出版发行	东南大学出版社	
出 版 人	江建中	
责任编辑	胡中正	
社　　址	南京市四牌楼 2 号(邮编:210096)	
印　　刷	南京京新印刷有限公司	
开　　本	700 mm×1 000 mm　1/16	
印　　张	10.75	
字　　数	200 千字	
版印次	2021 年 1 月第 1 版　2021 年 1 月第 1 次印刷	
书　　号	ISBN 978-7-5641-9445-1	
定　　价	40.00 元	
经　　销	全国各地新华书店	
发行热线	025-83790519　83791830	

(本社图书若有印装质量问题,请直接与营销部联系,电话:025-83791830)

前 言
PREFACE

　　从 1999 年进入南京中医药大学算起,学习中医已有 20 余年了,学习也还算认真,比较幸运的是先后跟从我的硕士生导师江苏省中医院肾病科麻金木主任中医师、盐城市中医院江苏省名中医博士生导师陈福来教授、江苏省中医院脾胃病科学科带头人沈洪教授、江阴市中医院江苏省名中医袁士良教授学习,这些老师功底扎实,都强调辨证论治,都是德艺双馨的临床家,深受广大患者的肯定。在这些老师中,我跟随袁师学习时间最长,有 7 个年头了。袁师在长期的临床实践中,总结出"病多痰湿、法重清化"的学术思想,临证强调四诊合参,尤其重视舌诊,辨证论治,理法方药,次序井然,有规律可循。善用经典方剂如温胆汤、三仁汤等,进行化裁治疗疾病,临床疗效显著;而这些方剂绝大都是我们本科阶段学习到的,特别适合中医院校的学生以及刚进入中医临床工作的医师参考学习。袁师诊务繁忙,但总是不时地提点治疗要点及难点,毫无保留地把他的临床经验传授给我们这些后学,对我们的疑问,总是耐心及时地回答。所以,我觉得有责任总结出老师的临床经验,分享给广大的中医临床医生们,希望有所裨益。

瞿金海

2020 年 7 月

目　录

CONTENTS

医

话

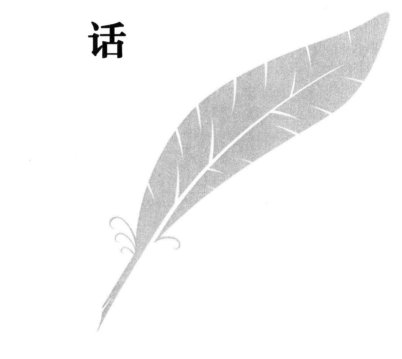

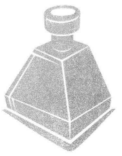

谨守病机

谨守病机，各司其属，有者求之，无者求之，盛者责之，虚者责之，必先五胜，疏其血气，令其调达，而致和平。

体会：有者求之，就是利用四诊搜集患者疾病的各种表现；无者求之，就是鉴别诊断，是一种排除法，如果患者大便便溏一般是脾虚，无便溏的症状则一般不是脾虚。盛者责之，人体有余的临床症状；虚者责之，即不足的症状。通过分析跟常人相比较有余和不足的症状，来审察病机。如脉象虚弱一般是虚证，但脉象过于有力，则是异常，提示邪气亢盛。

五胜就是五行，五行是中医分析脏腑病理机制的一种重要手段，如土虚木乘、金水相生、肝肾同源、水火既济等。通过四诊，运用五行生克的分析方法，得出病机，针对病机，制定治疗方法，运用对证的具体方药，补虚泻实，使得气血正常流通，从而恢复健康。医师水平的高低，主要取决于审查病机的能力，能不能谨守病机是临床疗效的保障，而不是取决于他是经方派还是时方派，抑或是伤寒派还是温病派，是火神派还是滋阴派。不要拘泥于门派，不要迷惑于各种学说，谨守病机，切实提高自己的辨证水平，方是正道。

从病机论补中益气汤

李东垣是金元四家之一，阐明了脾胃论学说，组方细腻周到，有内伤法东垣之说。他创立了多个临床效方，如补中益气汤。仔细思考其组方原理，补中益气汤中人参、黄芪、白术、甘草补脾气，人参补脾和胃，黄芪补而能升，甘草甘能缓急，白术补脾化湿；升麻为脾胃经专药，升举脾气；脾虚则肝气易郁，柴胡升散肝郁；气虚致气滞，陈皮理气化湿健脾，与补脾药配伍，动静相合，补而能消，柴胡配陈皮，一理肝郁，一理脾气。气不生血，气虚血滞，以当归养血和血，一药二用。病机演变为脾气虚致气陷，脾虚生湿，气虚湿蕴至气滞，脾虚木乘，肝气郁陷；气虚不生血，气虚血瘀，气滞血瘀则致血虚血瘀，血瘀也可阻滞气机。组方可谓周到细腻。病机继续演变，气不生阴，湿蕴化热，邪热伤阴，可致阴虚。脾胃尚可致食积，气虚可寒化为阳虚。然虚实寒热可错杂，湿热有轻重，在气在血，具体患者的病机是各有侧重的，应临证察机，随证立方。但脾胃病的主要病机演变总的规律不离以上所述。

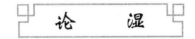

论　湿

　　《温热论·论湿》："且吾吴湿邪害人最广,如面色白者,需要顾其阳气,湿盛则阳微也,法应清凉,然到十分之六七,即不可过于寒凉,恐成功反弃,何以故耶? 湿热一去,阳亦衰微也。面色苍者,需要顾其津液,清凉到十分之六七,往往热减身寒者,不可云虚寒,而投补剂,恐炉烟虽熄,灰中有火也,须细察精详,方稍稍与之,慎不可直率而往也。又有酒客里湿素盛,外邪入里,里湿为合。在阳旺之躯,胃湿恒多;阴盛之体,脾湿亦不少,然其化热则一。热病救阴犹易,通阳最难,救阴不在血,而在津与汗,通阳不在温,而在利小便,然较之杂证,则有不同也。"

　　体会:湿邪广泛存在于多个疾病中,阳虚体质,湿易寒化,蕴而化热,清法应中病即止,防伤阳气。阴虚体质,湿易热化,慎用温热药,易动火。阳旺之躯,湿在胃,胸闷脘胀,大便正常。阴盛之体,湿在脾,大便稀溏。然湿邪易蕴而化热,都应加入清热燥湿之药,如黄连。温病清热养阴,夹湿则利湿,湿去阳气则通。而杂病阴血不足证易见,阴血可兼补,寒湿之证,温阳利湿,方为正治,如济生肾气丸之温阳利水,厚朴温中汤之温中化湿理气。治法与温病有所不同。

湿 盛 则 燥

　　路志正大师提出湿盛则燥的观点。吴鞠通《温病条辨·湿温病》中指出,"润之则病深不解","湿气弥漫,本无形质,以重浊厚味之药治之,愈治愈坏",但在杂病治疗中,湿禁养阴,不能一概而论。湿邪易蕴而化热,湿热夹杂,邪热伤阴,自可清热化湿养阴,但须权衡邪热、湿邪、阴伤程度,权衡治疗。湿邪较重,苔腻厚,清热养阴不可太过,恐助湿邪。热重阴伤明显,湿邪不甚者,清热养阴之力加大,参以化湿,此时养阴不但不助湿,反而有助于湿邪的祛除。如白头翁加阿胶汤,肝经湿热伤阴,此邪热重伤阴,热重于湿,故加阿胶养阴。龙胆泻肝汤中用生地也是此类,即使无明显阴伤之象,但湿热久留,大都有伤阴之变,故预加少量养阴之药,可截断传变。连朴饮中用芦根,中焦湿热,稍加芦根清热养阴。甘露饮治胃中湿热,方用天麦冬、生熟地、石斛、黄芩、枇杷叶、茵陈、枳壳、甘草,显然为胃中邪热伤阴夹湿,阴伤重,湿热轻,故养阴为主,佐以清热化湿。寒湿证,亦可加少量养阴药。寒湿内停,阴液受损,温化寒湿的同时,可少加养阴药。二陈汤中原方组成中尚有乌梅稍许,此化湿为主兼以养阴法,湿邪留于内,正常津液必然不足,另外,化湿药物大都温燥,可加重损伤阴液,故化湿的同时,酌加少量养阴药,可收到祛邪不伤正之效。

当然此时应选择甘凉清淡之品,如芦根、麦冬、石斛、北沙参、百合等,滋腻养阴药不宜使用。蒲辅周就在化痰湿方药中配用石斛。

故湿盛则燥,化湿养阴并不矛盾,在临床运用中是很普遍的。

浅谈脏腑虚损与肝木病变

脏腑病变中,肝脏病变是十分普遍的,"肝为五脏之贼",其治法十分丰富,王泰林有治肝三十法之论,总的来说肝经实火当清泄,有丹栀逍遥散、化肝煎、左金丸、龙胆泻肝汤等方。而五脏虚损,致肝虚失于滋养,肝热内生,肝风易动,此因虚所致,治法当清补敛降,此种病理变化,在临床十分常见,试分述如下:

1. 脾虚肝旺

脾虚肝旺,土虚则气血生化无源,不能滋养肝木,即所谓"土不载木",可予归芪建中汤、痛泻要方、旋覆代赭汤、归芍六君子汤等。叶天士治脾虚肝旺,喜用六君子汤加桑叶、丹皮。临床常用方痛泻要方病机为脾虚肝旺生风,腹痛肠鸣为脾虚肝风内动之征象,故以白术补土,白芍泻肝宁风。旋覆代赭汤病机为胃虚肝气上逆,故以人参、甘草、大枣补胃,半夏、旋覆花降胃化饮,代赭石镇肝降逆。脾阳虚,肝阳上亢,如《金匮要略》之侯氏黑散(菊花、牡蛎、人参、白术、茯苓、桂枝、干姜、细辛、当归、川芎、桔梗、矾石),则以人参、白术、茯苓、桂枝、干姜、细辛温补脾阳,当归养肝活血,菊花、牡蛎平肝潜阳。

2. 肝阳虚风动

肝阳虚之"气上冲心"予乌梅丸,脾肾阳虚,脾虚则气血不能生化,肝失滋养,肾阳亏虚,肝阳亦虚,肝木失于温养,则肝木冲逆于上,心胸不安。故重用乌梅为君,酸以入肝,敛肝补肝,肝木冲逆自平。当归养肝血,黄连清心肝火,细辛、川椒、桂枝、干姜、附子、人参温补脾肾,肾为水火之脏,肾脏虚寒,则虚阳浮越,故以黄柏清肾火。重症霍乱患者,可出现亡阳及肢体抽搐等肝风内动的证候。成都名医沈绍九采用附子理中汤合乌梅丸加减治疗,人参改为西洋参,回阳救逆,养阴敛肝,而无格拒伤阴之弊,挽救了不少危重患者。说明脾肾阳虚患者,肝木失于滋阴,肝风内动,温补脾肾的同时,还要酸温敛补肝木。张锡纯根据亡阳亡阴患者可出现肝风证候,结合《神农本草经》中山茱萸主"寒热、温中"的记载,从肝论治,重用山茱萸酸温补肝以息风固脱,与乌梅丸中乌梅功用有类似之处,而现代临床药理研究,证实大剂量山茱萸可以升高血压,可以作为佐证。

3. 肝血虚风动

肝血虚,肝经失养,肝气易郁,可予逍遥散、丹栀逍遥散、补肝汤、当归饮子等。国医大师夏桂成曾详论逍遥散之变,肝郁为主,柴胡、薄荷疏肝解郁为主药,可加香附、郁金、合欢皮,解郁结合安神,安神以解郁。妇人肝血亏虚,肝气郁结,归芍养血为主,可加熟地、山萸肉加重养阴血之力,柴胡疏肝解郁为佐。如肝阴虚甚,肝阳上亢,见头晕、耳鸣,去柴胡,代以白蒺藜、荆芥,疏肝清肝平肝。心神不安明显者,景岳逍遥饮(当归、白芍、熟地、酸枣仁、茯神、远志、陈皮、炙甘草),未用疏肝理气,养血安神,肝郁自解。大便溏泄,去当归,加丹参,或加用痛泻要方,肝气犯胃,胃气阻滞,加枳实、厚朴,"疏肝当通胃阳"。补肝汤(四物汤加酸枣仁、木瓜、甘草),以四物汤养肝血,酸枣仁养肝阴安神,肝主筋脉,肝经失养,可见筋脉拘挛,以木瓜、白芍、甘草酸甘化阴缓急,另外,还有"甘守津还"之意。当归饮子(当归、白芍、川芎、生地黄、白蒺藜、防风、荆芥穗、何首乌、黄芪、炙甘草)养血润燥,祛风止痒,可以治疗血虚生风的瘙痒症、湿疹、荨麻疹、老年性紫癜等,方以四物汤、黄芪甘草汤补血益气,荆芥、防风、白蒺藜、何首乌祛风止痒。

4. 肝阴虚木郁

肝阴虚之肝气郁结,肝经虚火偏旺,予一贯煎,川楝子清肝疏肝,肝火清则降,肝气郁结得疏则调达。肝阴虚者,胃阴也易虚,"柔肝当养胃阴",北沙参、麦冬养胃阴,生地、枸杞子、当归养肝阴。另外,肝阴虚,则血易滞,当归尚可和血。肝阴虚"虚烦不得寐"之酸枣仁汤,酸枣仁养肝阴为君药,肝阴虚,失于滋养,肝气易郁,气郁则血瘀,川芎疏肝理气兼能行血,阴虚生内热,木火扰心,以知母清热宁心,肝阴虚,胃阴亦虚,知母尚有养胃阴止渴之效;肝阴虚,肝气郁结,可犯胃克脾,故以茯苓、甘草护中,火热可灼津为痰,茯苓可利水化痰以安神。但主要病机还是以肝阴不足为主。

5. 胃阴虚木亢

胃阴虚,胃失和降,胃气易于上逆,胃气逆上,可引动肝气亢逆,治以王泰林治肝三十法中之培土宁风法,如沙参麦冬汤(北沙参、麦冬、玉竹、天花粉、桑叶、扁豆、甘草),方以北沙参、麦冬、玉竹、天花粉滋养胃阴,桑叶除了有润燥止咳的功效,尚有清肝平肝之效,以利肺胃气之下降。扁豆、甘草养脾之气阴,护脾胃。如肝气亢逆,木乘土,出现腹痛腹泻,可加山药、茯苓健脾止泻。

6. 肾阴虚木亢

肾阴虚,肾阴为脏阴之本,肝肾同源,肝阴亦虚,肝经失养,肝气郁结,肝火内生,肝气犯胃,可予滋水清肝饮(归芍地黄加柴胡、丹皮、栀子、酸枣仁),方以六味地黄汤滋阴肾阴固本,归芍柔养肝脏阴血,少佐柴胡条达肝气,虽有柴胡劫肝阴之论,但在大剂养阴之药中,少予柴胡,可疏肝而无劫阴之弊,牡丹皮、栀子清肝火,肝火上扰心神,可见心烦、不寐,以酸枣仁养肝阴安神。叶天士《临证指南医案》胃脘痛案,症见"阳浮气动,嘈杂,中脘刺痛,耳鸣",从肾治胃,药用熟地、山茱萸、巴戟天、茯苓、牛膝等,滋补肾阴,引火下行以平肝气上逆,木气平,胃痛自愈,以治病求本。

7. 肺阴虚木侮

肺阴亏虚,金不制木,肝木反侮肺金,可见呛咳阵发,干咳少痰,质黏,舌红少苔,脉细弦,养阴清肺,同时需清泄肝木,吾师江苏省名中医袁士良教授常选用黛蛤散、丹皮、栀子、白芍清肝柔肝,桑白皮、枇杷叶、浙贝母、竹茹清肺化痰,百合、麦冬、石斛、沙参滋养肺阴,佐金平木。痰热证明显者加千金苇茎汤。治疗肺阴虚,肝木反侮的燥咳,疗效良好。

8. 肝脾阴虚木亢

《未刻本叶氏医案》记载"阴伤腹痛,用知母、白芍、黄芩、牡丹皮、茯神、牡蛎"。病机为肝脾阴虚、肝木乘脾,方中知母养脾阴清热,黄芩、牡丹皮清肝,牡蛎平肝益阴,白芍、甘草养肝阴缓急止痛,"见肝之病,知肝传脾,当先实脾"以茯神健脾,另外茯神有安神的作用,疼痛的原因与肝有关,但"心主神明",疼痛的感知则与心有关。国医大师夏桂成认为剧烈性疼痛与心肝有关,治疗痛经常配用钩藤、琥珀清肝宁心安神,所以此案用茯神宁心安神止痛。阴虚腹痛案临床少见,曾见一胆囊术后脐周腹痛患者,大便稍干,舌光红,脉细弦,此肝胆邪热,灼伤脾阴,肝木乘脾,以一贯煎合芍药甘草汤加减而愈。

9. 心肾阴虚,心肝火旺

肾阴为一身阴液之根本,肾阴虚可导致心阴虚,心阴虚表现为心烦、不寐等症,心肾阴虚,常可导致肝虚失养,肝火上扰,表现为急躁易怒、双目干涩等不适。治以滋补心肾,养心安神,常用方剂为天王补心丹、柏子养心丸,可酌加夏枯草、蒲公英、香附、白芍,清肝火、疏肝气、养肝阴。

10. 脾气虚肝肾阴虚木亢

临床出现兼夹复杂的病机也是十分常见的,如脾气虚,气血生化乏源,可出现血虚肝旺,也可出现肝肾阴虚,阴虚木亢的继发病理变化,或者素体脾虚,肝肾渐虚,木气亢逆也可出现这种情况。如蒲辅周采用守中丸(人参、白术、山药、茯苓、麦冬、生地黄、枸杞子、菊花)加减治疗中气虚兼肝肾阴虚木亢的眩晕。

11. 脾气虚胃阴虚木亢

患者可见大便溏薄、乏力的脾气虚证,又见舌红、口干、胃部灼热的胃阴虚证,还可见心烦易怒、头晕头痛的肝火上炎的表现,治疗上健脾气、养胃阴、清胃热、疏肝气、清肝热。方选沙参麦冬汤、参苓白术散、逍遥散加减。

验 案 举 隅

1. 不宁腿综合征

患者,王某,老年女性,入睡时双下肢难受不适,莫可名状,影响睡眠,诊为不宁腿综合征,治疗少效。至袁师门诊,舌淡红,苔薄白腻,脉弦细,辨为土虚木旺生风,治以培土敛肝,方以加味补中益气汤,方药如下:炙黄芪15 g、炒党参15 g、炒白术10 g、陈皮6 g、炒柴胡6 g、炙甘草6 g、升麻6 g、炒当归10 g、五味子10 g、炒黄柏6 g,10 剂,水冲服,日一剂。二诊,症情明显好转,以上方继服而愈。

按:不宁腿综合征病因尚不清楚,江苏省名中医袁士良教授认为该疾病主要病机为中虚木旺,虚风内动,采用加味补中益气汤治疗,效果良好。如症见下肢畏寒,可加补骨脂、木瓜,舌暗者加桃仁、红花、赤芍,苔腻者加薏苡仁、厚朴。如舌红,少苔者,为阴虚风动,可选用镇肝熄风汤加减治疗。加味补中益气汤以补中益气汤补中升阳,五味子敛肝宁风,炒黄柏清下焦之"阴火",李东垣在《脾胃论》中指出"阴火者,起于下焦",国医大师李士懋教授指出,下焦即肾,阴火即为肾经虚火。中焦脾土虚不能制下焦肾经"阴火",故以黄柏清肾经虚火,并指出用黄柏指征为"尺脉有力"。

2. 产后瘫软拘挛

患者,马某,女,37 岁,患者产后乏力,四肢萎软,不能活动,稍微活动,则引发四肢、腹部肌肉痉挛掣痛。每次发作约半小时,有时长一小时,伴失眠、心悸、头晕,面色少华,舌淡,苔薄白,脉细弱,辨为气血两虚,肝木失养,肝风内动,治以补气养血宁风,方选参芪补肝汤,二月而愈。

按:该案是国医大师熊继柏的一个验案,该患者表现为明显的虚证,肝为罢极之本,肝气虚则乏力萎软,"肝主身之筋膜","筋膜干则筋急而挛",肝血虚,虚风内动则筋脉拘挛,血不养心则心悸失眠。以参芪补肝气,四物汤补肝血,酸枣仁补肝宁心安神,木瓜、甘草缓急。肝虚得补,肝风自宁。

3. 眩晕(美尼尔氏综合征)

患者,薛某,男,59岁,发作性眩晕,恶心呕吐,春节多发,失眠多梦,纳差,腹胀嗳气,口干喜热饮,大便稀溏,手指颤抖,舌正无苔,边有齿痕,脉寸尺弦细,关弦大而空,证属肝肾阴虚,肝阳上扰,脾气亏虚,治以养阴潜阳,兼调脾胃。方药如下:红参6 g、白术10 g、陈皮10 g、砂仁3 g、莲子10 g、山药15 g、茯神10 g、龙眼肉10 g、黄精10 g、枸杞子10 g、肉苁蓉10 g、黑芝麻10 g、山萸肉10 g、潼蒺藜12 g、灵磁石15 g、珍珠母30 g,以该方调治1年症情基本治愈。

按:该案为蒲辅周治疗验案,红参、白术、陈皮、砂仁、莲子、山药健脾理气,茯神、龙眼肉养血安神,黄精、枸杞子、肉苁蓉、黑芝麻、山萸肉、潼蒺藜补肝肾之阴,灵磁石、珍珠母镇肝安神。治疗层次清晰,符合脾气虚肝肾阴虚木亢的病理。

4. 不寐(阴虚火旺)

患者,女,48岁,夜寐差,口干,夜间欲饮凉水始安,急躁易怒,便干,舌红无苔,脉弦细,辨为肝肾阴虚,心肝火旺,治以养阴补肾,清热安神,佐以化痰。方以黄连阿胶汤合柏子养心汤加减,方药如下:黄连3 g、阿胶10 g、炒白芍15 g、黄芩10 g、生地黄10 g、玄参10 g、麦冬10 g、炒酸枣仁15 g、珍珠母30 g(先煎)、茯神10 g、合欢皮15 g、夜交藤30 g、石斛15 g、知母10 g、炒枳壳6 g、姜竹茹6 g、夏枯草10 g、佛手6 g,10剂,水冲服,每日一剂。药后,口干不显,夜寐安,大便通畅,然食欲不振,上方去阿胶、生地黄、夏枯草、珍珠母、黄芩,加炒谷麦芽各20 g、炒陈皮6 g。

按:肝肾阴虚于下,心肝火旺,上扰心神,火热易灼津为痰,故以黄连、黄芩、知母、夏枯草清心肝火热,佛手疏肝理气,阿胶、生地、玄参、麦冬、石斛养阴,酸枣仁、珍珠母、茯神、夜交藤、合欢皮养心镇肝安神,炒枳壳、姜竹茹清热化痰。寒凉滋腻碍胃,二诊,去阿胶、生地黄、夏枯草、珍珠母、黄芩苦寒滋腻,加炒谷麦芽、炒陈皮健胃消食。

总之,五脏虚损可导致肝虚失养,肝气易郁易亢,肝为将军之官,体阴用阳,善干他脏,肝木病变广泛存在于多种脏腑病变中,尤其易存在于五脏虚损病变中,注意对存在于其中的肝经病变辨治,有助于提高临床疗效。

张元素遣药制方论形成的理论渊源

张元素,字洁古,金代易州(今河北省易县)人,系易水学派的开山鼻祖,易水按其出生地得名。现存著作有《医学启源》《脏腑标本寒热虚实用药式》《珍珠囊》。张元素是一位具有革新思想的医家,提出"运气不齐,古今异轨,古方今病,不相能也",其主要学术成就:(1) 系统而明确地提出了脏腑辨证;(2) 遣药制方方面的成就。本文主要探讨其在遣药制方方面的成就和理论渊源。

1 药物升降学说探源

根据《内经》有关阴阳学说、气味学说、升降浮沉学说及《神农本草经》中气味的记载,提出药物升降学说。《素问·阴阳应象大论》:"清阳出上窍,浊阴出下窍","阴味出下窍,阳气出上窍。味厚者为阴,薄为阴之阳;气厚者为阳,薄为阳之阴。味厚则泄,薄则通;气薄则发泄,厚则发热。"《素问·至真要大论》:"气味辛甘发散为阳,酸苦泄泻为阴,咸味涌泄为阴,淡味渗泄为阳。六者或收或散,或缓或急,或燥或润,或软或坚,以所利而行之,调其气使其平也","补上治上治以缓,补下治下治以急,急者气味厚,缓者气味薄。"《素问·六微旨大论》:"出入废则神机化灭,升降息则气立孤危。故非出入,则无以生长壮老已;是以升降出入,无器不有。"在《神农本草经》中记载的药物中,已经有详细的气味记载,"人参,气味甘,微寒,无毒……"。张元素将这些理论运用到实践中去,形成了药性升降学说。《医学启玄》:"升降者,天地之气交也,茯苓淡,为天之阳,阳也,阳当上行,何谓利水而泄下?经云:气之薄者,阳中之阴,所以茯苓利水而泄下,亦不离乎阳之体,故入手太阳也","甘寒泻火,苦寒泻湿热,甘苦寒泻血热。"

2 分经论治、药物归经及引经报使学说理论探源

为了能使药物和方剂在临床的使用中更具针对性,张元素受《内经》中治疗和服药"适其至所"的理论、经络学说及《伤寒论》中六经辨证学说启发,同时结合脏腑辨证理论,以及药物的临床功效,创立了分经论治、药物归经及引经报使学说。《素问·至真要大论篇》:"气有高下,病有远近,证有中外,治有轻重,适其至所为故。近者奇之,远者偶之;汗者不以奇,下者不以偶,补上治上治以缓,补下治下治以急,急者气味厚,缓者气味薄,适其至所,此之谓也。"提出药物或方剂的使用,要"适其至所",要能到达病位。《内经》中的经络学说,指出了各条经脉的循行部位,以及病理表现和治疗原则。《灵枢·经脉》"足阳明之脉,起于鼻……气盛则身以前皆热,

其有余于胃,则消谷善饥,溺色黄。气不足则身以前皆寒栗,胃中寒则胀满……"《伤寒论》中六经病中,如麻黄、桂枝是太阳病的主药,柴胡是少阳病主药,干姜是太阴经主药……也可以认为麻黄、桂枝入太阳,太阳经病需要加麻黄、桂枝,这样就形成了分经论治和药物归经理论了。脏腑辨证和药物功效的有机结合,如"黄连泻心火,黄芩泻肺火……"。可以认为黄连入心,黄芩入肺,也就形成了药物归经理论。引经报使学说,则是在药物归经理论的基础上,筛选出特定的药物,加入组方中,可以使整个方剂的药效更具针对性,归经理论针对的是药物,而引经报使理论针对的是方剂,为了使方剂能够"适其至所"。如"桔梗,阳中之阳,谓之舟揖,诸药中有此一味,不能下沉","槟榔,性如铁石之沉重,能坠诸药至于下"。

3. 三焦用药理论探源

三焦用药受《内经》三焦理论,《金匮要略》《中藏经》中关于三焦虚实寒热的论述及刘完素清泻三焦火热学说的影响。《内经》中已经提出三焦的概念和功能,《灵枢·营卫生会》"上焦如雾,中焦如沤,下焦如渎"。《金匮要略·五脏风寒积聚病脉证》"上焦竭善噫……下焦竭,即遗溺失便……","热在上焦者,因咳为肺痿;热在中焦者,则为坚;热在下焦者,则为尿血,亦令淋秘不通。"指出三焦病变的症状。《中藏经》中记载了三焦虚实寒热病变症状,"下焦实热,则小便不通而大便难,苦重痛也。虚寒则肠鸣鼓胀也。"刘完素则提出了清泻三焦火热的用药方剂——防风通圣散。张元素综合这些理论提出了三焦用药原则,并被他的门生所继承和发扬。《脏腑标本寒热虚实用药式》中记载了分三焦用药的方法,"本热寒之……上焦,黄芩、连翘……中焦,黄连、石膏……下焦,黄柏、知母……。"

4. 临病制方理论探源

吸取了《伤寒论》中随证施治的科学方法,强调灵活组方选药,临病制方。张元素批判了当时套用成方、不讲辨证论治的风气,强调"运气不齐,古今异轨,古方今病,不相能也",要根据临床实际,辨证施治,善制新方。推崇张仲景,《内外伤辨惑论·临病制方》"易水张先生云,仲景药为万世法,号群方之祖,治杂病若神,后之医者,宗《内经》法,学仲景心,可以为师矣"。张元素在《医学启玄》中指出"识其病之标本脏腑,寒热虚实,微甚缓急,而用其药之气味,随其证而制其方也",并在该书的结尾部分,以当归拈痛汤和天麻半夏汤为实例,详细讲解了立方的原理。同时指出"下之二方,非为治病而设,此乃教人比证立方之道,容易通晓也"。

5. 运气学说指导方药分类,子母补泻用药理论探源

将《内经》中运气学说及脏气法时和《难经》补母泻子等理论合理推广运用到组

方用药中,形成药分五运、方分六气的分类方法,及脏腑子母补泻用药方法等多种理论。运气学说是中医理论的重要组成部分,张元素所处的历史时期,当时的医家对运气学说的研究非常重视,但陷入了唯心而机械的方式中去,片面强调运气对人体的影响,忽视个体差异,不能很好地符合临床实际。张元素将五运六气和病机十九条联系起来进行阐述,并将六气作为方的分类纲目,将五运作为药的分类纲目,较好地适合临床运用,为灵活运用运气学说树立了榜样。《医学启玄》"五运主病,诸风掉眩,皆属肝木。诸痛痒疮,皆属心火。……";"诸暴强直,支痛软戾,里急筋缩,皆属于风。……诸涩枯涸,干劲皴揭,皆属于燥。……";"风,防风通圣散,化蛇续命汤……暑热,白虎汤,桂苓甘露饮……";"风升生,防风、羌活……热浮长,黑附子、干姜……"子母补泻理论最早见于《难经·六十九难》"经言虚者补之,实者泻之。不实不虚,以经取之。何谓也? 然,虚者补其母,实者泻其子……"并在七十三难和七十五难,对该理论作出了具体论述,《难经·七十三难》:"诸井者,木也;荥者,火也。火者,木之子。当刺井者以荥泻之。"指出了经络五腧穴子母补泻的方法。《难经·七十五难》:"经言东方实,西方虚,泻南方,补北方……泻南方火,补北方水,火者,木之子也;水者,木之母也,水胜火,子能令母实,母能令子虚。故泻火补水,欲令金不得平木也。……"举例说明了肝实泻心的方法。张元素将《难经》子母补泻的方法,运用到脏腑辨证中,《医学启玄》:"肝,实则白芍药泻之,如无他证,钱氏泻青丸主之。实则泻其子,心乃肝之子,以甘草泻心。"《脏腑标本寒热虚实用药式》:"肺,气实泻之,泻子,水乃金之子,泻膀胱之水,则水气下降,肺气乃得通调,泽泻、葶苈、桑白皮、地骨皮;气虚补之,补母,土为金母,补脾胃,正以益肺气。甘草、人参、升麻、黄芪、山药。"

　　总之,张元素之所以取得如此多的成就,跟他努力学习经典著作和诸多医家的学术成果,并结合自己的临床实践不断创新,是分不开的。他是一位努力学习、善于学习的典范,堪称后世之楷模。

从温化水湿角度再论金匮肾气丸组方原理与药味分析

　　方剂学教材中将肾气丸方列为补益剂中补阳剂的首方,指出该方补阳药少而滋阴药多,可见其立方之旨,并非峻补元阳,乃在于微微生气,鼓舞肾气,即取"少火生气"之意。并引张景岳《类经》中"善补阳者,必于阴中求阳,则阳得阴助,而生化无穷",认为本方少量温阳补火药与大队滋阴药配伍,旨在阴中求阳。其方剂归类和"少火生气""阴中求阳"的方解值得商榷。

1. 肾气丸应归为祛湿剂中温化水湿剂

肾气丸出自《金匮要略》，共5处使用过该方："治脚气上入，少腹不仁"；"虚劳腰痛，少腹拘急，小便不利"；"短气，有微饮，当从小便去之"；"男子消渴，小便反多，以饮一斗，小便一斗"；"妇人病，饮食如故，烦热不得卧，而反倚息，何也？转胞，不得溺也，以胞系了戾，故至此病，但利小便即愈，宜肾气丸治之"。主要用于治疗脚气、虚劳水肿、痰饮、消渴和妇人转胞病，主要病机为肾阳亏虚，关门不利，不能蒸化或固摄水液。张山雷在《小儿药证直诀笺正》中指出："仲景八味，全为肾气不充，不能鼓舞真阳，而小水不利者设法。故以桂、附温煦肾阳，地黄滋养阴液，萸肉收摄耗散，而即以丹皮泄导湿热，茯苓、泽泻渗利膀胱，而用山药者，实脾以堤水也。立方大旨，无一味不从利水着想，方名肾气，所重在一气字，故桂、附轻，不过借其和煦，吹嘘肾中真阳，使溺道得以畅遂。"张氏认为肾气丸意在治疗肾阳虚衰的水饮停留证，颇为贴切仲景原意。肾气丸方温补肾阳的目的在于治疗阳虚之水饮停积，肾气丸应归为祛湿剂中温化水湿剂，与真武汤为类方。真武汤证为"太阳病发汗，汗出不解，其人仍发热，心下悸，头眩，身瞤动，振振欲擗地者"，"少阴病，二三日不已，至四五日，腹痛，小便不利，四肢沉重疼痛，自下利者，此为有水气，其人或咳，或小便利，或下利，或呕者"，真武汤所治为太阳误汗伤阳，水饮内停，经脉失养；少阴病，阳虚水气内停。真武汤的病程短，病势较急，而肾气丸的病程长，病势较缓。

《删补名医方论》中引柯琴方论："少火则生气，火壮则食气……命门火衰，少火几于熄矣……必先温命门之火，次肾气丸中纳桂、附于滋阴剂中十倍之一，意不在补火，而在微微生火，即生肾气也。"该论为方剂学教材所采用，也是该方被归为补阳剂的缘由。采用"少火生气"来说明本方非专用于补益肾阳，贴切地说是通过缓补肾阳，恢复肾脏化气行水功能，但用"少火生气"和"阴中求阳"来说明本方的主要目的是温补肾阳是欠妥的。如该方专为补益肾阳而设，为何补益肾阳药仅附子和山黄肉二味？"少火生气，壮火食气"引申于补阳的用药中，指不宜过多采用性热刚燥的药物，如钟乳石、硫磺、乌头、附子等；而应采用温润不燥之药，如山黄肉、杜仲、菟丝子等，缓补肾中阳气，以"少火生气"。所谓"阴中求阳"及"善补阳者，必于阴中求阳，则阳得阴助，而生化无穷"，应指补阳药为主，配伍少量补阴药，温而不燥，以收"阴中求阳"之效。张景岳右归丸为八味肾气丸减去茯苓、泽泻、丹皮，加当归、菟丝子、鹿角胶、杜仲，大队温阳药中，配伍熟地、枸杞子两味阴柔之药，组方体现了"阴中求阳"及"善补阳者，必于阴中求阳，则阳得阴助，而生化无穷"的原理。

可见肾气丸为温化水湿之方，非温补肾阳之专方，故不宜归为补阳剂之首，有误导之嫌，肾阳虚无水气者，不宜选用肾气丸，"阴中求阳"不宜用于肾气丸方的方解中；景岳右归丸专为补益肾阳而设，体现"少火生气"和"阴中求阳"的组方原理。

2. 肾气丸方解

肾气丸为水气病而设,导致水肿的原因有外感风邪、湿热、脾虚、肾阳虚弱等,肾气丸为肾阳虚弱,阳虚水泛所致。《素问·水热穴论》:"肾何以主水?……肾者至阴也,至阴者盛水也……其本在肾,其末在肺,皆积水也……肾者胃之关也,关门不利,故聚水而从其类也……诸水皆生于肾",明确提出了水气病和肾脏的关系密切,肾脏功能失调为发生水气病的主要关键脏腑。《素问·汤液醪醴论》:"其有不从毫毛而生,五脏阳以竭也……治之奈何?……平治于权衡,去菀陈莝……开鬼门,洁净府……",《灵枢·小针解》:"菀陈则除之者,去血脉也"。指出了治疗水肿的主要方法,温补阳气、发汗、利小便、活血化瘀。肾气丸方是体现治疗水肿的典型方剂,包含了温补肾阳、发汗、利小便、活血化瘀的治水要法。肾气丸由干生地、山茱萸、山药、丹皮、泽泻、茯苓、桂枝、炮附子组成。配伍比例为干生地 400 g;山茱萸、山药 200 g;丹皮、泽泻、茯苓 150 g;桂枝、附子 50 g。服用方法为酒下 15 丸,日再服。

温补肾阳药有炮附子、干生地、山茱萸。《素问·脏气法时》指出:"肾恶燥,急食辛以润之,开腠理,致津液,通气也。"附子炮用可避免生附子的毒性,还可使药性温和以达到缓补肾阳的目的,用量较轻,取其辛以行水润肾之用,同时可避免燥热之性,损伤肾元;《神农本草经》记载生地有"逐血痹"之功,干生地补肾的同时还有通行血脉的功效,不比熟地之纯补滋腻。"下焦如羽,非重不沉",干生地用量较大以入肾经,与附子合用尚可制约其燥热之性,而发挥其温补肾阳之用,附子与熟地也为常用药对,后世用于多种温补肾阳之剂中,即取法于此;山茱萸为补肾之妙品,温润而不燥,补中有敛。与干生地相须,增强补肾之力,与附子配伍,可以达到敛补肾阳的作用,后世如人参、黄芪、五味子的配伍,五子衍宗丸(菟丝子、五味子、车前子、覆盆子、枸杞子)中都体现了敛补的方法,可能取法于此。其次,少阴肾阳虚损患者易出现虚阳上浮,外越甚至出现脱证,山茱萸收敛元阳的作用,可防治此证,后世张锡纯采用大剂量山茱萸治疗元阳虚脱之证,可作此佐证。张氏对山茱萸功用的发挥可能与肾气丸方山茱萸之用的启发有关;山药培土以制水,附子和山药配伍还可见于《金匮要略》瓜蒌瞿麦丸(瓜蒌根、瞿麦、茯苓、山药、附子)中;丹皮之用,张山雷释为"泄导湿热",误矣!丹皮据《神农本草经》记载"气味辛寒,无毒。主寒热,中风瘛疭,惊痫邪气,除癥坚瘀血留舍肠胃,安五脏,疗痈疮"的作用。概括起来讲,丹皮有活血化瘀和治疗外感疾病导致的发热、抽搐等症状。《金匮要略·水气病》指出:"经水前断,后病水,名曰血分,此病难治;先病水,后经水断,名曰水分,此病易治……经为血,血不利则为水,名曰血分",瘀血停留可致水肿,水饮停留,也可致血瘀。所以使用丹皮"去菀陈莝",防治水分合并或形成血分病变;在治疗妇人妊娠宿有癥病的桂枝茯苓丸药物中,也体现了利水药(茯苓)和活血化瘀药(丹皮、桃仁、桂枝、芍药)的配伍方法。另外,肾阳虚衰,水饮内停,正虚易致外邪侵袭,水饮内停又可蕴而化热,丹皮性寒可防治外感邪热或水饮久蓄之热。从取类比象的角度看,尚有孙真人五皮饮之意。茯苓、泽泻为利水之专药,即"洁净府"法,因病位在下焦,故用泽泻,而不用白术之中焦药。桂枝用量轻,有"开鬼门""开腠理"的功效,尚有通行阳气,以行水饮,助膀胱气化的功效,与五苓散中桂枝的用法相似。桂枝在《神农本草经》记载有"主上气咳逆,止吐吸"的功效,桂枝与附子相伍具有纳气平喘、引火归元的功效,与茯苓相伍有"开鬼门""洁净府"之意,与丹皮配伍有增强活血之功。丸剂服用,取其缓补肾阳,恢复肾脏气化功能,酒服也是要增加行通之力,以达到化气行水之力。肾气丸配伍精当,符合经旨,后世严用和在《济生方》中在肾气丸的基础上加车前子和牛膝,即为加味肾气丸或济生肾气丸,增强了补肾利水的功效,符合仲景用肾气丸治水的本意,临床疗效理想。

3. 典型病案

患者,王某,因"水肿反复发作8年,加重2天"入院。入院时见面目周身水肿,全身畏寒,腰酸乏力,大便溏薄,小便量少,舌淡,苔薄白,脉沉细。尿常规示:尿蛋白2＋,红细胞少量。患者患慢性肾炎多年,脾肾亏虚,阳虚水泛。治以温补脾肾,化气行水。方以济生肾气丸加减,方药如下:制附子6g、桂枝6g、山萸肉12g、生地黄15g、山药30g、茯苓15g、泽泻15g、丹皮10g、车前子30g(包煎)、怀牛膝15g、炒苡仁20g、干姜6g、仙鹤草15g。7剂后患者症情明显好转,精神好转,无明显畏寒,水肿消退,大便转实,小便量如常。复查尿常规(一)。

按:该患者为我亲身治疗的一位患者,症情典型,辨证施治,疗效理想。体现了"肾恶燥,急食辛以润之,开腠理,致津液,通气也"。

浅谈栀子豉汤

栀子豉汤是《伤寒论》中治疗胸膈郁热的一张小方,但对其方义的论述,有不明之处,下文主要阐述栀子豉汤的方义,以及从栀子豉汤谈谈仲景的用药心法,以及同温病学三焦和卫气营血辨证的联系。

1. 关于栀子豉汤方义的探讨

《伤寒论》教材认为豆豉"既能解表宣热,载栀子于上,又能和降胃气于中,二药相伍,清中有宣,宣中有降",该解释似乎很合理,但是与栀子豉汤的方义有悖,栀子质轻,药性上浮,无须豆豉载以上行,豆豉质轻而具有宣透之性,与栀子相须而用,增强了宣透胸膈郁热的药力,非"和降胃气"之义;和胃气,仲景一般取用甘草,但甘草味甘,入中焦脾胃,不能上浮至胸膈。由此,可以看出仲景选药之精当。可与涌吐剂瓜蒂散互参,瓜蒂散涌吐上脘痰食,也是用香豆豉护胃气的,因为豆豉具有宣散之性,不会削弱瓜蒂涌吐之力。豆豉用在该处其实是发挥"护膈气"的功能,不使邪气传入中焦。全方的方向是向上向外,非"宣中有降",故栀子豉汤的方义为轻清宣透,使胸膈郁热从上而解,病位在上焦。

② 关于栀子豉汤"得吐者,止后服"含义的探讨

《伤寒论》太阳经病篇中 76 条"发汗后,水药不得入口为逆,若更发汗,必吐下不止。发汗吐下后,虚烦不得眠,若剧者,必反复颠倒,心中懊恼,栀子豉汤主之;若少气者,栀子甘草豉汤主之;入呕者,栀子生姜豉汤主之"。栀子豉汤方:"栀子十四个(擘),香豉四合(绵裹);上二味,以水四升,先煮栀子,得二升半,内(纳)豉,煮取一升半,去滓,分为二服,温进一服,得吐者,止后服。"该条论汗吐下后热扰胸膈的证治。对"得吐者,止后服",一语的理解,颇有争议。

成无己、柯韵伯等认为本方是涌吐剂。主要依据《黄帝内经》中"酸苦涌泄"之说,栀子味苦,淡豆豉味酸,合而为酸苦涌泄之剂;然本方证为太阳表病,误汗吐下,致邪气内陷,扰于胸膈所致,岂可更行催吐,况且兼呕者加生姜,既要催吐,又要止吐,不合情理。故从涌吐剂作释不当。张隐庵认为"方后'得吐者,止后服'六字为衍文"。但参《金匮要略·呕吐哕下利病脉证治》中 44 条"下利后更烦,按之心下濡者,为虚烦也,栀子豉汤主之"。服法为"上二味,以水四升,先煮栀子,得二升半,内(纳)豉,煮取一升半,去滓,分为二服,温进一服,得吐则止"。"得吐则止"与"得吐者,止后服"说法类似,可见为衍文一说可能不大。徐灵胎《伤寒类方·栀子汤类》中指出:"栀子汤加减七方,既不注定何经,亦不专治何误,总由汗吐下之后,正气已虚,尚有痰涎滞气,凝结上焦,非汗下所能除之,经所云:在上者,因而越之,则不动经气,而正不重伤,此为最便,乃不易之法也。古方栀子皆生用,故入口而吐。后人作汤,以栀子炒黑,不复作吐,全失用栀子之意。然服之于虚烦亦有验,想其清肺除烦之性故在也,终当从生用为妙。"综上所述,应从徐说,栀子生用,入气分,取其质轻上扬之性,清透胸膈邪热,使邪从上而解,符合仲景就近逐邪的心法。"得吐者,止后服"应为服药后邪气从上而解的征象,故应中病即止,无需再剂。

③ 栀子豉汤与温病三焦辨证及卫气营血辨证

栀子豉汤清解胸膈郁热,在病位上为上焦,吴鞠通在《温病条辨》中系统提出了温病的三焦辨证,治疗温燥证的桑杏汤组成药物中就包含了栀子豉汤,说明栀子豉

汤属于清上焦热的方剂。阳明病篇中的白虎汤辛凉重剂,病位仍在外在中,故采用辛凉的石膏清透邪热,邪热发于外,中气是虚弱的,故以甘草、粳米护胃气,尚有防止邪气进一步深入的目的。顺便指出《伤寒论》第176条文"伤寒脉浮滑,此以表有热,里有寒,白虎汤主之",邪热发于外,故脉浮滑,仲景以脉浮滑指出邪热尚在三阳之表,可以透散而解,故选辛凉的石膏为主药。邪热盛于外,则里必不足,相对而言是"里有寒"的,故以甘草、粳米护之,"里有寒"是相对承气汤证的里热结实而言的,仲景以"里有寒"三字提示白虎汤证是不可以用泻热于下的办法的,只能辛凉透邪于外。其次,仲景行文精炼,若原文是"此以表有热,里有热",按仲景的行文方法,则应表述为"此以表里俱热",不需如此累赘表述。病情再向里深入,则为调胃承气汤证,发热特点为"蒸蒸发热",不是潮热,说明邪热已经进一步深入于里了,但尚为严重结实,故仍予甘草护胃气,防止大黄、芒硝苦寒伤中,反映出仲景重视护胃气的心法。病情再进一步发展,邪热与燥屎结于肠中,病位在下,故采用承气汤逐邪于下,此时中气是实的,故无需再护胃气,故不需用甘草,若用了,反而因为甘草的甘缓,不利于逐邪于下、急下存阴的目的。仲景根据邪热所在的上中下的部位,而采取不同的祛邪方法,在上则宣透,"得吐而解";在中辛凉透散,使邪气外透而解,这种透邪的心法,被后世广泛运用于温病的治疗中;在下则泄热于下,使邪热从下而解。反映出仲景就近逐邪的心法,同时这种根据病邪所在上中下的部位分别施治的方法,也为后世三焦辨证的形成奠定了一定的基础。

后世温病学家叶天士系统地提出了卫气营血辨证来指导温病辨证,指出叶氏提出的"在卫汗之可也,到气才可清气,入营犹可透热转气……入血就恐耗血动血,直须凉血散血"。阳明病篇第202条:"阳明病,口燥,但欲漱水,不欲咽者,此必衄。"指出了热入营血分的特点,口干而不欲饮,出血。并在216条"阳明病,下血谵语者,此为热入血室,但头汗出者,刺期门,随其实而泻之,濈然汗出而愈"用温病学卫气营血辨证的思路看该条文,该证应该是邪热已经传至营分,尚未到血分严重的程度,有"透热转气"的转机,采用了"刺期门,随其实而泻之"的治疗方法,邪热从外而解,"濈然汗出而愈"。257条提出抵当汤治疗热入血分,瘀热互结证,此时邪热已经深入血分,"直须凉血散血"。总之,仲景在阳明篇中提出的透邪外出的原则,气分证辛凉清气,急下存阴,血分证凉血化瘀的治疗方法,记载了被后世温病学家广泛运用的栀子豉汤、白虎汤、三承气汤等等,为卫气营血辨证的形成奠定了一定的基础。

《伤寒论》是中医的经典著作之一,对中医经典中的某些条文的解释,需要进一步的研究探讨,我们在研读经典时,不要过于盲从前人的解释,要有独立思考的精神,熟读深思,弄清实质,正本清源,从而达到指导临床实践的作用。

浅谈"竹叶汤"理法方药

1. 竹叶汤为桂枝汤类方

竹叶汤出于《金匮要略·妇人产后病脉证治》，原文为："产后中风发热，面正赤，喘而头痛，竹叶汤主之。"方药组成为：竹叶一把，葛根三两，防风、桔梗、桂枝、人参、甘草各一两，附子一枚（炮），大枣十五枚，生姜五两。服用方法：上十味，以水一斗，煮取二升半，分温三服，温覆使汗出。并注：颈项强用大附子一枚，呕者加半夏半升洗。

范永升主编的《金匮要略》（第七版）释义："竹叶甘淡轻清为君，辅以葛根、桂枝、防风、桔梗疏风解表，人参、附子温阳益气，甘草、生姜、大枣以调和营卫。"并指出该证病机"气血不足，复感外邪，为产后中风兼阳虚之证"。初读该注解，觉得该方命名很特别，从方名上看，联系到竹叶石膏汤，易误认为清热之方，实际上该方定为辛温之剂无疑。细析该证，妇人产后，体质虚弱，血虚有寒，容易感受风邪，"新产血虚，多汗出，喜中风，故令病痉；亡血复汗，寒多……"感受风邪后，出现恶寒发热，面赤，自汗出，头痛的症状；但兼有下元亏虚，虚阳上扰，故有气喘、心烦等症状。该证应为太阳少阴合病，联系伤寒少阴病条文，"少阴病，始得之，反发热，脉沉者，麻黄附子细辛汤主之"，"少阴病，得之二三日，麻黄附子甘草汤微发汗。以二三日无里证，故微发汗也"，该两条文也是太阳少阴合病，但为表实无汗，再联系条文"新产血虚，多汗出……"可知竹叶汤证应有自汗出，脉沉，故从桂枝汤加减，竹叶汤实为桂枝汤类方。

2. 竹叶汤组方用药思路与病机辨析

从条文"太阳病，头痛，发热，汗出，恶风，桂枝汤主之"，"太阳病，项背强几几，反汗出恶风者，桂枝加葛根汤主之"，"太阳病，下之后，脉促胸满者，桂枝去芍药汤主之"，"妇人病，饮食如故，烦热不得卧，而反倚息者……宜肾气丸主之"，"若微寒者，桂枝去芍药加附子汤主之"，"发汗后，身疼痛，脉沉迟者，桂枝加芍药生姜各一两人参三两新加汤主之"及少阴病条文"少阴病，二三日，咽痛者，可与甘草汤，不差（瘥），与桔梗汤"和差（瘥）后劳复证条文"伤寒解后，虚羸少气，气逆欲吐，竹叶石膏汤主之"，综合分析，我们可以发现该方的组方思路。太阳中风，见"发热""面正赤"，自汗出，故用桂枝汤解肌发表，芍药为阴柔之品，有碍阳气宣通故去之；下元虚寒，虚阳上浮，故用附子温里，从治疗妇人转胞证的肾气丸中，可以看出"烦热不得卧"为下元虚冷，虚阳上浮，扰乱心神所致，而肾气丸中的桂枝与附子相伍也可起到引上浮之虚阳下行的功用；虚阳上浮，除可见气喘的症状，尚可见咽痛之症状，故加桔梗；太阳中风，产后阴血不足，经脉失养，出现项背拘急感，"太阳病，发热汗出，而恶寒，名曰柔痉"，《神农本草经》记载葛根"气味甘，辛，平，无毒。主消渴，身大热，呕吐，诸痹，起阴气，解诸毒"。葛根，味辛能通，可以通行气血，且不碍解表，故用葛根解肌，治疗痉症；使用"风药之润剂"之防风，助桂枝解表。《经方实验录》中载有防风配伍桂枝治疗虚人外感风寒之证，即取法于此；"人参，气味甘，微寒，无毒。主补五脏……"；用人参补益虚损，为产后气血不足而设，尚有扶正达邪之效。后世喻嘉言在《寓意草》中指出"元气素弱之人，药虽外行，气从中馁，轻者半出不出，留连为困；重者随元气缩入，发热无休，去生远矣！所以虚弱之体，必用人参三五七分，入表药中，少助元气，以为驱邪之主……"；如寒甚经脉痹阻较甚，见颈项强，则加大附子用量，辛温散结通痹；下元虚寒，寒气上逆，胃气不和，见呕吐之症，则加半夏对症治吐，附子与半夏相合，有用于治疗"腹中寒气，雷鸣切痛，胸胁逆满，呕吐"之附子粳米汤之意。

有专家认为该汤证病机无下元虚寒，虚阳上浮，原因是该汤证的病情还未严重，不至于出现虚阳上浮，并认为"喘"的病机为风寒袭肺，肺气不利所致，而且仲景对虚阳上越的气喘应描述为"微喘"。首先，病情不一定非要严重至阳虚欲脱的时候才会出现虚阳上浮的症状。在《金匮要略》产妇郁冒条文中明确指出"以血虚下厥，孤阳上出，故头汗出"，就指出产妇可出现阴血不足，下元虚寒，虚阳上浮的病理机制；后世喻嘉言在《寓意草》中指出"阳欲上脱，阴下吸之，不能脱也……寸中脱出一分，此一分便孤而无耦，使营魄不能自主"，同时指出"上脱者，用七分阳药，三分阴药而夜服，从阴以引其阳"，"寸中脱出一分"，寸为阳，"一分"说明阳气上脱程度有多少轻重之分，但轻微的虚阳上浮，就可以扰乱心神，出现心神不宁症状，治疗上用温阳药温补下元的同时，要用少许阴药，从阴引阳，可以收到比较好的临床疗效，可以佐证本方病机；竹叶汤证，尚未到阳气虚脱的程度，仅为虚阳上浮，从用药上看为九分阳药，一分阴药。其次，对条文中的"喘"症的病机分析，桂枝汤兼气喘症状，因不耐麻黄之发散，方以桂枝加厚朴杏子汤，宣降肺气，而竹叶汤证中并无厚朴、杏仁；不能单从"微喘"与"喘"用语的区别，就否认下元虚寒，虚阳上浮的病机；仲景行文简明而有深意，结合同篇条文中"血虚下厥，孤阳上出"的描述，"喘"字作为提示下元虚寒，虚阳上浮的病机的解释，比较合适。

3. 竹叶汤君药辨

（1）仲景方剂命名特点

再谈下竹叶在该方中的作用，该方为竹叶汤，考仲景群方命名之特点，一般都以主药命名,如麻黄汤、桂枝汤、大黄牡丹汤之类;有以该方主要功能命名,如小建中汤、肾气丸、排脓散类;有以该方所治主症命名,如四逆汤、四逆散、奔豚汤;以药物或主药颜色命名,如桃花汤、三物小白散;还有一种命名方式是强调该药在该方的特殊作用或意义,如十枣汤、炙甘草汤。大枣在十枣汤中显然非主药,但能起到顾护脾胃功能,避免药物不良反应的作用,在该方中虽不起主要治疗作用,但是不可或缺,故命名为十枣汤。炙甘草汤中用量最大的是生地,按后世君臣佐使的概念,君药应该为生地,或者是生地和炙甘草。按仲景命名的习惯应为生地炙甘草汤或炙甘草生地汤,而仲景直接命名为炙甘草汤,显然是在提醒该方中炙甘草的重要性,必须有甘草,而且是炙用,用量是四两,而不是常用的二两。

（2）竹叶汤方名解与君药

竹叶被认为是竹叶汤的君药,见于《医宗金鉴》,教材采用了该说。明代赵以德首注,《金匮方论衍义》注为"竹叶治气上喘";清代该书注家有 20 余家,其中有代表性的有徐彬的《金匮要略论注》,注为"竹叶清胆腑之热……本寒表热,胆居中道,清其交接之缘,则标本俱安,竹叶实为功之首耳";清代尤怡《金匮要略心典》注为"竹叶、葛根、桂枝、防风、桔梗,解外之风热";清代陈修园《金匮方歌括》引程云来《圣济方选》,注为"竹叶主风痉"。竹叶在《金匮要略》中,除见于竹叶汤中,还见于竹叶石膏汤,但使用剂量有所不同,竹叶石膏汤是二把,而竹叶汤中是一把,结合竹叶本草记载:《别录》"主胸中痰热,咳逆上气";《医学启玄》"苦,阴中微阳,凉心经";《本草正》"退虚热烦躁不眠,止烦渴,生津液,利小水,解喉痹,并小儿风热惊痫"。可以看出,竹叶在竹叶汤中的主要功能是清心经烦热,由于虚阳上浮,扰乱心神,可见胸满心烦之证。以上注家,以徐注较为正确,但"清胆腑"之说较为牵强,实为清心经虚热。其病机是本寒表热,本寒为主,所以凉药竹叶用量较竹叶石膏汤中要少。之所以选用竹叶,因为其质轻,凉而不寒,可以上浮,清心胸烦热,又不如栀子、黄连之属苦寒,药与证合,仲景选药着实精当!从中我们可以看出竹叶汤之命名的方式与十枣汤相同,虽为佐使之药,但确有用处。所以竹叶并不是该方的君药,该方的君药应该为桂枝和附子。

4. 典型病案

患者,王某,女,23 岁,因"产后 10 天,发热恶寒 2 天",于 2010 年 9 月 16 日初诊,症见发热,恶寒明显,汗出,头痛,咳嗽咽痛,动则气喘明显,心胸烦闷,纳少,大便稍干,小便黄,舌红,苔薄白微黄,脉沉细数。为太阳少阴合病,发热恶寒,汗出,咳嗽,咽痛等为风邪侵袭,卫表不和,肺气失宣;心胸烦闷,气喘,便干,脉沉细,为产后血虚,下元虚寒,虚阳上浮,扰乱心神所致。舌红,舌薄白微黄为有化热之象,治以疏散风寒,温补下元,纳气平喘,兼清邪热。方以竹叶汤加银花。方药如下:竹叶

6 g、葛根 15 g、防风 10 g、桔梗 6 g、桂枝 6 g、人参 3 g、生甘草 3 g、熟附子 6 g、银花6 g。三剂症情明显好转,后渐痊愈。

按: 该病证为竹叶汤典型病案,病势稍有化热之象,故加银花解表清热,方证相应,取效甚捷。全方各药用量较轻,遵吴鞠通"上焦如羽,非轻不举"的法则。

5. 小结

综上所述,我们可以认为竹叶汤的病机是产后血虚,下元亏虚,虚阳上浮,外感风邪;主要症状有恶寒发热,头痛,自汗出,面红,气喘,咽痛,心胸烦热,项背拘急,苔薄白而润,脉沉;治法为发汗解肌,温补下元,兼清虚热。方以桂枝、防风、甘草、生姜、大枣发散风寒,葛根解肌,桔梗利咽,附子温补肾阳,人参补虚达邪,竹叶清解心胸烦热;为标本兼顾,寒温并用之剂。方中寒温并施,标本兼顾的制方原理,在后世得到了广泛的运用。

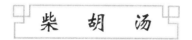

柴 胡 汤

胡希恕善用柴胡,善用大小柴胡汤,在辨证论治的前提下,善用合方,灵活加减,常用合方有小陷胸汤、半夏厚朴汤、五苓散、当归芍药散、小承气汤等,可以治疗多种疾病。

在消化科临床中,柴胡剂使用的机会是很多的,如四逆散合黄连温胆汤治疗胆汁反流性胃炎,逍遥散治疗肝脾不调、肝胃不和证,大柴胡汤合三金汤治疗胆囊炎、胆结石,大柴胡汤联用当归芍药散治疗慢性阑尾炎,小柴胡汤和半夏厚朴汤治疗痰气郁结型慢性咽炎。

我曾收治一例胆总管末端结石患者,症见发热,黄疸,胁痛,呕吐,胃脘按之痛,拒按,予大柴胡汤加四金汤,联合西医抗感染治疗,10 剂,后复查 MRCP,结石消失,无发热腹痛,肝功能正常。肝胆系统急性炎症,大都适合柴胡剂合苦寒泻下,可改善病情。另外小柴胡汤对寒热往来的发热,效如桴鼓,是很有用的效方。

大 黄 类 方

大小承气汤、调胃承气汤等《伤寒论》名方,后世在此多有发展。

凉膈散以栀子、连翘、黄芩、薄荷、竹叶清解肺热,调胃承气汤清下胃热,白蜜和缓药性,使药物作用于胸膈,病位在肺。

防风通圣散(防风、荆芥、麻黄、栀子、黄芩、连翘、薄荷、桔梗、甘草、滑石、石膏、大黄、芒硝、赤芍、当归、川芎、白术)解三焦表里上下气血分之热。

《温病条辨》发挥尤多,如小承气合小陷胸汤(生大黄、厚朴、枳实、黄连、姜半夏、瓜蒌)治疗痰热蕴肺,腑气阻滞,凉膈散清肺热功强,本方清热化痰功胜。

护胃承气汤(生大黄、牡丹皮、知母、玄参、生地、麦冬),清热养阴,与增液承气汤相较,清热作用强,泻下力缓。

新加黄龙汤(玄参、生地、麦冬、海参、人参、当归扶正,生大黄、芒硝泻下,姜汁止吐)补气养阴,泻下热结。

宣白承气汤(生石膏、瓜蒌皮、杏仁、生大黄)治疗肺热痰涎壅盛,肺气不降,腑气不通,表里脏腑同治。

导赤承气汤(左尺牢坚,小便赤痛,时烦渴甚,生大黄、芒硝、黄连、黄柏、赤芍、生地)大肠、心、小肠同治。

牛黄承气汤(安宫牛黄丸、大黄末),治疗邪闭心包,神昏舌短,内窍不通,饮不解渴。麻子仁丸清热润下,治疗热结阴伤之脾约便秘。

桃核承气汤泻下瘀热,"少腹坚满,小便自利,夜热昼凉,大便闭,脉沉实者,蓄血也",病位在肠、下焦。

时欲漱口不欲咽,大便黑而易者,有瘀血也,犀角地黄汤主之。病位在血分。

大柴胡汤治疗少阳阳明合病,柴胡加芒硝汤扶正泻下,力缓。

朱良春大师用药经验

近来读朱良春大师用药经验,颇有收获,摘录数条于下:

慢性炎症如关节炎、慢性阑尾炎、慢性肾炎、慢性胰腺炎、慢性支气管炎,有阳虚寒湿表现时可使用附子,从小剂量开始,一般3~6克,见增至30 g为度。

苦参治疗快速心律失常,用量15~20 g。

茜草止血用量6 g,行血20~30 g。

桑寄生有显著降低血压、扩张冠状动脉的功效,抗多种病毒如病毒性肝炎的作用。

生栀子20 g,治疗急性胰腺炎。

乌药治疗肾结石30 g,少则无用,久治不愈的胃脘痛,不论寒热虚实加百合、乌药多能提高疗效。

油松节可补虚,誉为"中药丙种球蛋白",合鸡血藤、仙鹤草、牛角腮各30 g,补骨脂15 g,治疗血小板减少。

甘松解郁安神。

制南星治疗骨痛 20～30 g,可增加至 50～60 g。

威灵仙 30 g 治疗痛风、骨刺、梗阻性黄疸及化疗引起的恶心呕吐。

功劳叶清补肾阴,退虚热,无伤胃之痹。

生麦芽 30 g 疏肝妙品,可代替一贯煎中的川楝子。

黄芪配地龙治疗慢性肾炎。

五灵脂可降浊气。

黄芪配刘寄奴、牛膝、桃仁治疗前列腺增生。

黄芪配莪术治疗慢性胃炎,消癥瘕。

蜂房温肾阳,是治疗清稀带下、阳痿、慢性支气管炎久咳的好药。

小麦善养心气,治疗痉咳。麦苗绞汁治疗黄疸。

益母草治疗瘙痒。

徐长卿配乌梅治疗水土不服。

太子参配合欢皮通心脉。

石斛 30 g 治疗肝肾阴虚的痹证。

石菖蒲善治痰。

蒲公英清胃止痛,清肝解郁利胆。

夜交藤止痒。

白花蛇、冰片外用治疗带状疱疹。

仙鹤草止血化瘀,40～60 g 可调节心律。

藏红花 1 g 泡茶,治疗肝硬化残留黄疸。

虎杖可以升高白细胞、血小板。

浙贝母治疗溃疡性疾病。

怀牛膝 20～30 g,单味药治疗足跟痛效果良好。

升麻清热解毒 20～30 g。

柴胡配石膏治疗精浊。

青黛 3 g 治疗血小板增多,白血病。

青蒿退热醒脾。

墨旱莲止血活血,治疗高黏滞血症,60 g 抗过敏,100 g 治疗再生障碍性贫血(再障)。

何首乌止痒效果好,20～30 g。

败酱草泄浊。

白芷止痛 20～30 g。

穿山龙 50 g,治疗痹证、慢性肾炎、顽固性咳嗽如间质性肺炎。

菟丝子补肾益精,为妇科圣药。

肿节风小剂量 10 g，可提高免疫力，治疗血小板减少，30～60 g 治疗热痹。柴胡能升能降，6～10 g 升，20～30 克降，可清热通便。

张泽生教授治疗肿瘤经验

张老是著名的脾胃病专家，但他曾专门开设肿瘤专科门诊 8 年之久，对肿瘤的中医药治疗中，积累了丰富的经验，现根据张老的医案医话中对肿瘤疾病的治疗，探讨其治法，管中窥豹，以供临床借鉴。

1. 重视扶正，顾护胃气

肿瘤癌毒内聚，痰湿，瘀血，热毒，寒凝，气滞为标，正气亏虚为其本，正气尚足，可攻邪，正气大虚，则应扶正和胃，佐以祛邪，掌握好扶正和祛邪的分寸。重视胃气，不可重剂，苦寒复伤胃气，加快病情进展。

2. 清热解毒法

症见发热，肿痛，舌红苔黄，药用黄连、夏枯草、忍冬藤、狗舌草、连翘、猪殃殃、半枝莲、牛蒡子、蛇舌草、蜀羊泉等。

3. 化痰散结法

药用半夏、浙贝母、僵蚕、海藻、昆布、牡蛎、瓦楞子、泽漆、山慈菇、白芥子、薏苡仁、马钱子、漏芦等。

4. 活血化瘀法

石见穿、三棱、莪术、桃仁、穿山甲、蜂房、刺猬皮等。

5. 虫类通络法

水蛭、地龙、全蝎、蜈蚣、蜣螂。

6. 散寒通阳法

附子、乌头、桂枝等，方如阳和汤。

7. 理气疏肝法

延胡索、枳壳、苏梗、预知子、柴胡、香附、川楝子等。

8. 利水渗湿法

猪苓、泽漆、漏芦、水红花子等。

9. 益气健脾法

党参、黄芪、炒白术、茯苓、山药等,方如香砂六君子汤、参苓白术散等。

10. 养阴益胃法

沙参、麦冬、生地、石斛、白芍、龟板等。

总之,肿瘤的治疗需要在辨证论治的前提下,病证结合,扶正祛邪,顾护胃气,"屡攻屡补,以平为期",中西医结合,延长患者生存期,提高生存质量。

干祖望论肿瘤治疗

扶正占30%,抗癌占30%,辨证论治占30%,归经属脏占10%,中医治疗的重点由扶正、抗癌、辨证论治三大主法及归经属脏构成。

1. 扶正

气血双补:喜用四仪膏(黄芪、党参、熟地、当归),紫河车的补气,陈阿胶的补血,力度更强。但补药尤其是养血药易阻滞胃气,可配用陈皮、枳壳、乌药等理气药。

生津养液:西洋参、石斛疗效最佳,培土生金最巧妙,放疗引起的阴津亏虚可加蒲公英。

2. 抗癌

根据归经脏腑理论选择抗癌中药,如马勃治喉癌,八月札抗乳腺癌、肝癌,墓头回治子宫癌等妇科肿瘤。

清热解毒:半枝莲、夏枯草、垂盆草、白英、蚤休、白花蛇舌草、龙葵、凤尾草、野葡萄藤、石上柏、漏芦。

消痰退肿:海藻、昆布、瓦楞子、山慈菇、泽漆。

散结消肿:蛇莓、蜂房、夏枯草。

活血散瘀:落得打、鬼剑羽、平地木、虎杖、水蛭、蜣螂、土鳖虫。

疏肝理气:八月札、九香虫、香附、延胡索。

止痛的抗癌中药:全蝎、蜈蚣、石见穿、香附、延胡索、铁树叶。

制癌药：灵芝、马勃。

3. 辨证论治

辨证论治在恶性肿瘤前期的发展阶段，是少效的，但在西医治疗后，则显示了辨证论治的优势。归经属脏：如耳癌属肾，鼻癌属肺，舌癌属心，牙龈属阳明，唇癌属脾，但归经属脏在这四者中似已并不重要。仅仅是引经作用，因之在特殊情况下不一定可以取用。当然，需要灵活运用这些"固定安排"，虚甚者多用些补益，有活动倾向者多用抗癌药，出现其他病情，需要结合辨证论治。

出血血热妄行者很少，大多为脾不统血，归脾汤最妥当，加陈阿胶止血好。大便秘结者，伴高血压尤宜加决明子，老人最宜加肉苁蓉，有外感者最宜加生牛蒡子，润肠而不伤正火麻仁相宜。治自汗、盗汗清轻无收敛性的药品，黑大豆衣一味，浓煎，频频内服，最迟3天见效。

中医对前期的控制，远远不及西医，但后期的调理，尚能周旋应付。中西医结合疗效最好。

袁士良教授治疗慢性腹泻用药特色

慢性腹泻大都属于寒热虚实错杂，主要病机为脾虚湿热者居多，袁师大都采用缪希雍之资生丸化裁。

寒偏盛者，去黄连，加仙鹤草、益智仁、吴茱萸、炮姜等。

脾虚及肾，滑脱不禁者，则联用四神丸加减。

久泻伤阴，舌白苔少，中有裂纹，气阴两虚者，加减参苓白术散，去砂仁之温，加山药、石斛、麦冬、百合、玉竹、乌梅等养阴不助湿之品。

热化过度动血者，加大黄连用量，再加秦皮、苦参、红藤、败酱草、地榆、槐花、生地、仙鹤草等凉血之品。

舌苔白厚，湿邪较重者，则加苍术、厚朴、半夏、败酱草、土茯苓、冬瓜子、薏苡仁、石菖蒲等化湿之品。

苔薄白，无明显畏寒，正虚邪不盛者，予参苓白术散加减。

肠鸣明显者，合痛泻药方、乌药、木瓜理气缓急止痛。

腹痛明显者，加木瓜、白芍柔肝止痛，延胡索、乌药理气止痛。

腹痛固定，舌瘀斑，舌底脉络曲张，加五灵脂、延胡索、赤芍、莪术。

有肠息肉者，加乌梅、僵蚕、莪术、蛇舌草、薏苡仁。

胃部湿热症状及腹泻均明显者，口干口苦，胃胀，寐欠安者，予资生丸合黄连温胆汤。

胃部症状明显,腹泻较轻者,半夏泻心汤加减。

胆汁反流者,予四逆散加金钱草、香附、郁金、代赭石、姜半夏。嗳气明显者,加枇杷叶、郁金、刀豆壳、佛手、降香、丁香、柿蒂等。

嗳气不得者,加桔梗、枳壳、木蝴蝶。

血脂高者,加益母草、生山楂、丹参、黄精。

脂肪肝伴肝功能异常,加鸡骨草、垂盆草、茵陈、田基黄。腹胀明显,加乌药、槟榔、莱菔子、大腹皮理气消胀。

袁士良教授治疗慢性泄泻经验

慢性泄泻是脾胃病科临床常见多发疾病之一,西医主要指腹泻型肠易激综合征和功能性腹泻,诊断参照罗马Ⅳ标准,发病机制尚不明确,西医主要治疗药物有止泻药、益生菌、抗抑郁药、抗生素、解痉药,疗效不够理想,容易复发,中医药治疗该疾病疗效明显,有一定的优势。袁士良教授是全国基层名老中医,是澄江医派的代表传承人之一,临证辨治灵活,喜用经典方剂,治疗慢性泄泻疗效良好,下面主要介绍袁师辨证治疗慢性泄泻的要点,以及典型验案。

1 辨治要点

(1)脾虚为本

"夫泄泻之本,无不由于脾胃",脾虚湿蕴是慢性泄泻的基本证型,健脾止泻是治疗慢性泄泻的基本治则,参苓白术散是基本方剂,如无化热,无畏寒,舌苔不厚腻,湿邪不重,可予参苓白术散健脾止泻。

(2)湿邪

"无湿不成泻",但湿邪轻重,主要看舌苔的厚薄,舌苔厚则湿邪重,可加平胃散、藿香、佩兰、泽泻,而舌苔薄说明湿邪轻,化湿之药无需多用。湿与热结,须看舌质红的程度及苔黄的程度以及苔润燥程度,舌质愈红,舌苔愈黄,舌质舌苔愈干燥,说明热愈重,反之,说明热愈轻。热重湿轻,清热为主兼化湿;湿重热轻,化湿为主兼清热,无明显热象可不用或少用清热药反佐。湿热并重,清热化湿并重,但须注意防止清热过度,有寒凉败胃之弊,不利于湿邪的祛除,故化湿应稍重于清热,"热从湿中而起,湿不去则热不除","湿去热孤",邪热易清。

(3)寒化

久泻属寒也不少见,患者畏寒明显,足膝畏寒明显,甚至腰酸膝软,大便滑泄。

畏寒轻者,脾阳虚,可加葛根、仙鹤草、炮姜、吴茱萸、益智仁;畏寒重,腰酸膝软,夜尿频多,大便滑泄,可再加补骨脂、附子、诃子温肾固摄。部分患者补脾少效,必须补火生土,使用附子、补骨脂温补肾阳方才有显效。

（4）热化

胃阳旺者,可表现为自汗,怕热,不寐,口干,心烦,口疮,口臭等胃经湿热证,常以黄连温胆汤合参苓白术散加减。舌红苔黄明显,而苔不甚腻,可加败酱草,加大黄连剂量加强清热。另外,如肠炎急性加重,腹泻加重,隐血阳性,大都为热化,舌淡红,苔黄腻,病情轻,湿热为患,涉及血分,治疗以清气分湿热为主,血分为次,予芍药汤;脾虚重以资生丸加茜草、紫草、败酱草、红藤等凉血止血药。如舌红明显,苔薄腻黄,或少苔,以凉血止血为主,兼清气分,予白头翁汤、黄连阿胶汤加减。

（5）寒热互结

寒热错杂是慢性泄泻比较常见的证型,临证需权衡用药。如上热重,下寒轻,治以黄连温胆汤合参苓白术散清热化湿,健脾止泻,如属胆囊术后患者,需结合疏肝利胆,可再加四逆散。如上热轻,下寒轻,治以资生丸健脾清热止泻,如湿重合平胃散加减。如上热轻,下寒严重,治以资生丸加炮姜、吴茱萸、益智仁、骨碎补、补骨脂、附子、诃子清热化湿,温补脾肾止泻。如上热重,下寒稍重,仿半夏泻心汤意,治以黄连温胆汤合参苓白术散,加炮姜、吴茱萸、益智仁等清热化湿,温补脾阳止泻。如上热重,下寒严重,治以黄连温胆汤和参苓白术散,加炮姜、吴茱萸、益智仁、骨碎补、补骨脂、附子、诃子清热化湿,温补脾肾止泻。如上热重伤阴,下寒严重,腹痛明显仿乌梅丸意,治以资生丸加炮姜、吴茱萸、益智仁、骨碎补、补骨脂、附子、诃子、乌梅、木瓜、石斛等清热化湿养阴,温补脾肾止泻;如下寒明显,无热象,治以参苓白术散合附子理中汤温补脾肾止泻,可不用黄连,或稍用黄连反佐。

（6）阴虚

久泻伤阴,可见舌苔剥脱,如舌胖大,色淡红,可健脾为主,佐以养阴,可酌加乌梅、五味子、太子参、石斛等。如舌光红,色红绛,阴虚内热,则应减少辛温化湿药,加强养阴清热药的用量,应选慎柔养真汤加减,加太子参、石斛、葛根、南沙参、北沙参、麦冬、乌梅、炒白芍、黄连养阴清热,健脾止泻,理气可用少量煨木香、陈皮。忌温燥,苦寒。养阴药的选择应甘凉而不滋腻,最好选择养阴又可止泻的药物,如乌梅、石斛、五味子、石榴皮等。

（7）风邪

肠鸣腹痛明显者,合痛泻要方,腹痛明显可加木瓜化湿解痉止痛,延胡索止痛。部分患者腹泻不明显,大便溏薄,但是肠鸣明显,"中气不足,肠为之苦鸣,溲便为之变",健脾益气配伍痛泻药方及羌活、蝉蜕等祛风药,效果理想。部分患者为食物过敏性肠炎,进食某种食物后,出现腹泻,可加蝉蜕、防风等祛风药治疗。

（8）气滞

"脏寒生满病"，部分患者可出现腹部胀满，一般胀满情况不重，时轻时重，属寒凝气滞而痛可加乌药、延胡索、煨木香、陈皮散寒理气；属湿阻气滞，腹胀，大便多而不畅，可加薏苡仁、厚朴、大腹皮、炒枳壳、莱菔子化湿理气。此种气滞是在脾虚的基础上，所以理气药的使用不可过多过重，应在健脾的基础上，合理使用，否则求一时之快，更伤脾气，加重病情。

（9）血瘀

《医林改错》记载"泻肚日久，百方不效者，是总提瘀血过多"，舌暗，有瘀斑瘀点，舌底脉络增粗、暗紫、分支都提示血瘀的存在，可加延胡索、炒五灵脂、红花活血化瘀。张闽华等曾报道使用血府逐瘀汤合丹参饮治愈一腹部外伤后慢性泄泻属瘀热者，袁师曾治一慢性腹泻患者，久治无效，多方检查无异常，苔白腻，舌质暗紫，脉细涩，袁师认为证属阳明蓄血，寒湿内阻，师王清任之法，以血府逐瘀汤加干姜、附子而效。"病有治标而得者，有治本而得者"，活血化瘀治标而效，病情好转后，温补脾肾巩固疗效。

（10）积滞

脾虚运化无力，可导致积滞，也是比较常见的，可见不思饮食，舌苔厚腻，可合保和丸加减，加焦楂曲、莱菔子、谷麦芽消导，积滞比较重者，可加少量制大黄（1～2 g）。先祛邪治标，再补脾治本，先标后本。

（11）常见兼证处理

慢性泄泻患者，常合并多种见证，如肠镜发现有肠息肉者，可加乌梅、僵蚕、莪术、蛇舌草、薏苡仁；如伴血脂高者，可加益母草、生山楂、丹参、黄精。伴脂肪肝伴肝功能异常者，可加鸡骨草、垂盆草、茵陈、田基黄。如兼胃部湿热症状见口干口苦、胃胀、寐欠安者，可以资生丸合黄连温胆汤加减；胃部症状明显，腹泻较轻者，以半夏泻心汤加减。合并胆汁反流者，可合四逆散、金钱草、香附、郁金、姜半夏、代赭石疏利肝胆。如嗳气明显者，可加枇杷叶、郁金、刀豆壳、佛手、降香、丁香、柿蒂等疏肝降胃；嗳气不得者，可加桔梗、枳壳、木蝴蝶、香附等疏肝理气。腹泻合并慢性咽炎者可合半夏厚朴汤、玄麦甘桔汤、木蝴蝶、连翘、射干、浙贝母清肺化痰，理气利咽；合并鼻炎属肺脾两虚者，以参苓白术散合玉屏风散，加苍耳子散；口干明显属阴虚者，可合沙参麦冬汤、石斛加减；如合并胃食管反流病者，权衡上下症情轻重论治，腹泻明显者，健脾为主，佐以泻肝制酸；如反酸烧心明显，则以泻肝和胃制酸为主，健脾化湿为辅。如合并前列腺炎患者，可加淫羊藿、巴戟天、菟丝子补肾化湿，脾肾双补，加白花蛇舌草、王不留行、龙葵、牛膝、车前子清利活血；如合并尿路感染者，可加萆薢分清饮、车前草、萹蓄、瞿麦等通淋利湿；合并感冒者可解表合健脾兼顾，不可过于苦寒败胃，如属风热者，可以桑菊饮合参苓白术散加减疏散风热，健脾止泻并行；如合并带下者，可合完带汤、易黄汤加减。如合并脱发者，可加神应养真汤(天麻、菟丝子、羌活、木瓜、当归、川芎、熟地)加减补脾肾，化湿祛风生发；如合并皮肤湿疹瘙痒者，可合三仁汤、草薢分清饮、地肤子、白蒺藜、蝉蜕、防风、白鲜皮、紫草等祛风止痒。如合并慢性唇炎者，加蝉蜕、防风、川芎、丹参健脾活血祛风。如合并头痛属脾虚肝旺者，可加天麻、葛根、钩藤补脾平肝；如合并痛经者，以参苓白术散加醋延胡索、赤白芍、当归健脾理气止痛。

(12) 个人调护

慢性泄泻患者必须注意个人调护，饮食、劳倦伤脾。饮食应清淡容易消化，忌食寒凉食物，尤其是夏日，要忌食西瓜、忌饮冰啤酒等；戒酒，不能过度疲劳，注意保暖，否则容易发作。曾治一青年慢性泄泻患者，每日大便 5～6 次，该患者长期夜班工作，畏寒明显，予附子理中汤合四神丸加减，腹泻稍好转，患者调整工作后，自述腹泻明显好转，说明生活起居对该病的治疗也是相当重要的。

另外，个别患者服用中药汤剂 1 天后，会出现腹泻加重现象，大都为《伤寒论》所记载"脾家实，腐秽欲去"，坚持服用，腹泻会好转。极个别患者，可出现发热、腹泻加重现象，为中药过敏，不可再服中药治疗，可予西药益生菌等治疗。"治慢性病要有方有守"，症情控制后，需继续服药，维持治疗一段时间，疗程一般需坚持 2～3 个月，才会稳定。稳定后，务必重视饮食起居，不可贪凉，饮食清淡，保暖，减少复发。

2. 验案举隅

(1) **患者**，李某，男，62 岁，体型肥胖，腹泻间作 2 年，大便每日 2～3 行，不成形，饮食稍有不慎则泄，腹部隐痛不适，肠鸣较剧，无黏液脓血便，纳可，寐欠安。舌暗红，苔薄黄腻，中见剥脱，脉细弦滑，既往有脂肪肝病史。辨为脾虚湿热伤阴，治以健脾养阴，清化湿热，方以资生丸加减，方药如下：炒党参 15 g、炒白术 10 g、茯苓 15 g、炙甘草 6 g、炒扁豆衣 10 g、山药 20 g、炒薏仁 20 g、砂仁 3 g、川连 3 g、乌梅 10 g、石斛 10 g、焦楂曲各 15 g、台乌药 10 g、防风 10 g、木瓜 10 g、葛根 15 g。同时嘱咐患者，饮食清淡温热。二诊，腹泻即好转，巩固月余而愈。

按：该患者，久食肥甘厚腻，痰湿潴留于内，"饮食自倍，肠胃乃伤"，脾胃受损，迁延日久，脾胃虚弱，易于内生痰湿，湿热羁留，蕴而化热伤阴，则见泄泻诸症。治疗上应甘淡实脾，清化湿热，伍以酸甘化阴。该方由缪希雍的资生丸减去白扁豆、白豆蔻、桔梗、泽泻、莲子肉、芡实、麦芽，加葛根升阳止泻，乌药、防风祛风胜湿，木瓜化湿止泻，切合《内经》"湿淫于内，治以苦热，佐以酸淡"之旨。临床用于治疗脾虚湿热证或兼夹脾阴虚的泄泻患者，收效良好。湿热清，脾阴复，脾胃功能恢复，疾病自然痊愈。

(2) **患者**，王某，女，42岁，2014年10月20日初诊，患者既往有胆囊切除术后5年病史，胃脘部烧灼感，口苦、口干、心烦，大便溏薄易泻，每日三次，饮食稍有不慎即腹泻，平素畏寒，曾查胃镜示胆汁反流性胃炎，肠镜示慢性结肠炎。曾诊断为胆囊术后综合征，胆汁反流性胃炎，予铝镁加混悬液、雷贝拉唑片、莫沙必利片、培菲康等药物口服，少效，遂至袁师处求诊，察舌淡胖，苔薄黄腻，脉细弦无力。袁师辨为少阳太阴合病，少阳胆火不降而逆于上，太阴虚寒于中，方以柴胡桂枝干姜汤加减。方药如下：炒柴胡10 g、桂枝6 g、炮姜3 g、生牡蛎20 g(先煎)、炒黄芩10 g、炙甘草6 g、麦冬10 g、炒党参15 g、淮山药20 g、粉葛根20 g、仙鹤草15 g、炒薏苡仁30 g，7剂病情好转，继以调理月余而痊愈。

按：该患者为胆囊切除术后，易致胆气上逆，胆火不降犯胃，胃气不降，而见口苦、呕恶等症；胆胃不降，肝气不升，易致脾土虚寒，而见大便溏薄，泄泻。治疗原则为升肝气，降胆火，温脾阳。病程较久，脾虚较重则见舌体胖大，齿印，故以党参、山药、仙鹤草、炙甘草补脾止泻，炒薏苡仁健脾化湿止泻，葛根升脾止泻，炮姜、桂枝温脾阳，炒柴胡升肝气，黄芩、牡蛎清胆火，降胆胃，麦冬养阴兼顾被胆火灼伤的胃津。

(3) **患者**：老年女性，腹痛腹泻十余年，每日4～5次，稀水样便，10余年间多方求医少效，夜间疼痛明显，腰酸，双下肢厥冷，上肢不冷，口干多饮，舌淡红，体胖，舌中见一块黄腻苔，苔质干，边无苔，脉虚滑，辨为脾肾阳虚，胃热伤阴，肝气乘脾证。法从乌梅丸，方药如下：炒党参15 g、白术10 g、茯苓15 g、甘草5 g、炒薏苡仁15 g、山药15 g、炒白扁豆10 g、广藿香10 g、焦六神曲15 g、焦山楂15 g、粉葛根10 g、仙鹤草15 g、木香10 g、郁金10 g、乌梅10 g、乌药10 g、黄连5 g、醋延胡索10 g、木瓜10 g、炒白芍15 g、制吴茱萸2 g、炮姜3 g、炒补骨脂10 g，二诊症情明显好转，考虑补骨脂有肝毒性，不易久服，去补骨脂，加附子5 g温补肾阳巩固治疗。

按：此患者腹泻病程较久，"泄泻之本，无不由于脾胃"，健脾化湿为基本治法，予参苓白术散健脾止泻，加炮姜、吴茱萸温补脾阳。脾虚及肾，肾阳亏虚，予补骨脂、附子温补肾阳。土虚木乘，"腹痛责之于肝"，予乌梅、木瓜、白芍敛肝止痛，延胡索、乌药理气止痛。黄连清化胃中湿热，乌梅、白芍养阴止渴。脾肾阳虚为本，肝木乘脾，湿热伤阴为标。本案采用乌梅丸法，但并不拘泥于乌梅丸原方，"读仲景书，用仲景之法，未尝守仲景之方，乃为得仲景之心"，根据具体情况，灵活加减化裁，很有必要。经该案始悟乌梅丸治蛔厥，并治久利，而蛔虫扰膈，疼痛是主要症状，合起来看就是乌梅丸可以治疗伴有明显腹痛的慢性腹泻。

(4) **患者**，赵某，男，49岁，既往有慢性鼻炎史，现受凉后鼻塞流清涕，少量鼻出血，便溏，每日2～3次，腰酸痛，舌淡胖，脉细弱，证属肺脾气虚，气不摄血，治以健脾补肺，通窍止血，方以参苓白术散合玉屏风散加焦楂曲各15 g、苍耳子10 g、辛夷10 g、茜草10 g、牛膝15 g、杜仲10 g，10剂，水冲服，日一剂。二诊：鼻无出血，鼻塞,流清涕好转,感口苦,加黄芩 10 g、藿香 10 g,10 剂,水冲服,日一剂。

按:鼻炎、过敏性鼻炎属肺气虚者比较常见的一个证型,该案病机为肺脾气虚,气不摄血,以玉屏风散补肺固表,参苓白术散健脾止泻,苍耳子散风寒通鼻窍,茜草止血,牛膝、杜仲补肾强腰,口苦用黄芩,藿香化湿止泻利窍。牛膝有引火血下行的作用,用于上部出血,此鼻出血的病机,为肺脾两虚,属虚,不可过度使用清热药。张锡纯温降汤"治吐衄脉虚濡而迟,饮食停滞胃口,不能消化,此因凉而胃气不降也,以温补开通之药,降其胃气,则血止矣"。方用白术 10 g、清半夏 10 g、生山药 20 g、干姜 10 g、生赭石 18 g、生杭芍 6 g、川厚朴 5 g、生姜 6 g,病机为脾胃虚寒,厥阴上逆导致。说明出血病机属虚寒也是比较常见的。

3. 小结

中医辨证论治慢性泄泻优势明显,疗效显著,病情治疗稳定后,结合生活起居的调养,疾病不容易发作,是中医的优势病种之一,慢性泄泻患者常易并发多种疾病,通过以调理脾胃为中心,从脾论治多种疾病,具有明显的优势,效果理想。袁师治疗慢性泄泻及其兼夹病证,疗效显著,值得临床进一步总结与推广。

肾病治疗方法

肾病的常见病种大致可分为急慢性肾炎、慢性肾衰竭、尿路感染等,对慢性肾炎中医的治疗方法为补益脾肾,清化湿热,活血通络。清化湿热,活血化瘀为治标,补益脾肾为治本。

湿邪的祛除主要是健脾化湿,补肾祛湿,标本兼顾,祛中焦湿主要药物有苍白术、薏苡仁、茯苓、陈皮、芡实、砂仁、白豆蔻、藿香、厚朴、石菖蒲等,祛下焦湿药物有泽泻、猪苓、玉米须、车前子、荔枝草、白花蛇舌草、青风藤、凤尾草、蒲公英、芦根、白茅根、石韦等。活血通络药有当归、全蝎、僵蚕、丹参、桃仁等,其中僵蚕、全蝎化痰通络具有良好的消除蛋白尿的作用。血尿可选仙鹤草、小蓟、茜草、紫草、紫珠草、地榆、苎麻根等。

健脾常见方药有党参、白术、黄芪、太子参、香砂六君、参苓白术散等,补肾常见方药有熟地、枸杞子、山萸肉、淫羊藿、巴戟天、菟丝子、冬虫夏草、桑寄生、续断、杜仲、牛膝、狗脊、六味地黄丸、济生肾气丸、五子衍宗丸等;具体的治疗方法为清湿热,补脾肾,化瘀通络。有的要温阳利水,如济生肾气丸等;有的要滋阴利水,如知柏济生汤。曾治狼疮性肾炎患者见畏寒,浮肿,纳呆,激素抵抗,予温补脾肾后精神好转,蛋白尿显著减少。总之要遵循辨证论治的原则。

慢性肾衰竭则需要重视培补脾肾,通络泄浊,常使用制大黄、牡蛎、土茯苓、六月雪等药物。保持每日1～2次软便,控制蛋白的摄入量,延缓肾功能发展。

复发性尿路感染是常见的比较难治的疾病,易于反复发作,老年人多见,即所谓的劳淋,虚者补脾肾,清化湿热为治,另外车前草50 g,每日泡水饮用,可有效预防发作,是一个不错的预防发作的方法。

袁士良教授治疗顽固性蛋白尿八法

在肾内科的临床实践中,许多慢性肾小球肾炎患者出现轻中度蛋白尿,尿常规:尿蛋白(＋～2＋),24小时蛋白总量在1～2 g,伴或不伴红细胞增多。长期不得消除,顽固难愈。袁士良教授是江苏省名中医,从医40余载,学验俱富,笔者曾跟随其学习,现将袁士良教授治疗顽固性蛋白尿的经验总结如下:

1. 清利湿热法

此为治疗顽固性蛋白尿的常用方法之一,患者症见腰部稍不适,苔黄腻,舌红,脉尚有力。方以二妙汤加减。常选用黄芩、白茅根、蛇舌草、生苡仁、蒲公英、车前草、荠菜花、荔枝草等清利而不甚苦寒的药物,便于长期服用,而无苦寒伤中之弊。

2. 宣化湿浊法

患者常见乏力,纳少,微恶心,苔白厚腻,舌淡白,脉濡滑。方以三仁汤合平胃二陈汤加减。常用生苡仁、制半夏、厚朴、陈皮、白蔻仁、砂仁、苍白术、枳壳、木香等药物。

3. 活血化瘀法

久病多瘀,慢性肾炎患者,病程较长,多兼夹血瘀为患。常见舌暗、脉细涩。方以桃红四物汤加减。常用桃仁、红花、当归、川芎、赤芍、丹参、茜草等药物。

4. 虫类通络法

慢性肾炎主要由于免疫亢进引起,肾小球微血管闭塞不通。而虫类药物药理研究显示具有抗炎作用,及良好的改善微循环作用。合理配合使用虫类药物是提高疗效的重要方法。患者在选用一般药物,效果欠理想时,常选用僵蚕、全蝎、地龙、露蜂房等虫类药物。

5. 补肾法

慢性肾炎患者常见腰酸、乏力,偏阴虚者见口干,烦热,舌红,脉细数;偏阳虚者见畏寒、浮肿,性欲减退,舌胖大,脉无力。偏阴虚者以六味地黄汤加减,药选生熟地、枸杞子、山药、山茱萸、茯苓、丹皮、功劳叶、女贞子、墨旱莲等。偏阳虚者,以金匮肾气丸加减。药选续断、菟丝子、杜仲、桑寄生、淫羊藿、紫河车等温而不燥的药物。

6. 补脾法

患者见乏力明显,纳差,舌淡,脉细无力。方以四君子汤加减。药选生黄芪、党参、淮山药、太子参等药物,可以补气固摄,以防精微下流为蛋白尿。

7. 收涩法

患者表现为乏力,腰酸,舌淡,苔薄白,脉细等以虚证为主,可配伍涩法以减轻患者的蛋白尿。方以水陆二仙汤加减。药选金樱子、莲子肉、芡实、菟丝子、淮山药、木瓜等药物。

8. 解表法

患者不慎感受风寒或风热之邪,症见恶寒,发热,咳嗽,咽痛,浮肿突然加剧,蛋白尿量增加,脉浮等症。风寒者以荆防败毒散加减,药选荆芥、防风、桂枝、苏叶、桔梗等药物。风热者以银翘散加减,药选银花、连翘、芦根、桔梗、生甘草、牛蒡子、薄荷、蚤休、蜀羊泉等药物。此法,短期运用,表证解后,则停用。

袁教授指出临床运用以上各法常需根据患者的具体情况,权衡轻重和症情兼夹,灵活运用。在用药疗程上,根据岳美中先生"治慢性病有方有守"的观念,常需长时间给药,病情稳定后,可以使用丸剂、膏剂长期巩固治疗。在用药分量上,根据吴鞠通"下焦如权,非重不沉"的理论,用药量常较大,才能"适其病所"而收到理想的疗效。同时指出要控制好患者的血压,一般在 75～120 mmHg 为宜,选用ACEI/ARB 类降压药物。另外,患者应优质蛋白饮食,早期控制蛋白摄入量,防寒保暖,避免疲劳,以防导致慢性肾炎急性发作,蛋白尿增加,加重肾脏损伤。

验 案 举 隅

患者,王某,女,43 岁,已婚,2008 年 11 月 20 日初诊。腰酸、乏力 3 年余,恶心,纳少一周。3 年前,尿常规:蛋白 2＋,RBC(一)。诊为慢性肾炎,予以金水宝及中药汤剂口服治疗。一周来,纳呆,时感恶心,无明显水肿。苔白厚腻,脉濡滑有力。尿常规:蛋白2+。B超:肾大小正常范围。中医诊为腰痛,痹证。辨为湿浊中阻,脾肾亏虚证。处方:苍白术各10 g、厚朴10 g、砂蔻仁各3 g、陈皮10 g、制半夏10 g、枳壳6 g、生苡仁20 g、冬瓜子15 g、续断15 g、杜仲10 g、僵蚕10 g、漂全蝎5 g。7剂,水煎服,每日一剂。2周后,白厚腻苔渐化去。巩固治疗3个月后,复查尿常规:蛋白(一)。一年后,复查尿常规:蛋白(一)。

按:患者湿浊标邪为重,脾肾亏虚为本,予清化湿浊法、补肾法,伍以虫类通络法联用,长期巩固治疗取得了良好的疗效。

袁士良教授辨治复发性尿路感染经验

尿路感染(Urinary tract infection,UTI)是指病原体在尿路中生长繁殖,侵犯尿道黏膜或组织引起的炎症,是一种常见病、多发病,以女性患者为多,其发病率随着年龄增长而增高,中老年女性发病率可增高到20%。复发性UTI是指1年内发生3次或3次以上的尿路感染。既往循证医学的研究结果表明,长期低剂量抑菌疗法可以减少尿路感染的复发,但由于患者的依从性不够,以及长期使用抗生素的不良反应较大,限制了该法的临床使用。

袁士良教授特别反对尿路感染一发作,就静脉使用抗生素的方法,临床上许多患者,由于不适当地频繁使用抗生素,而导致耐药,发作更加频繁,患者非常痛苦,也给患者带来了极大的精神压力和经济负担。袁士良教授灵活运用中医药治疗手段,治疗复发性UTI,经验丰富,疗效显著。袁士良教授认为该病的常见辨证分型和治疗如下:

1. 湿热内蕴

症见发热,尿频、尿急、尿痛,小便混浊,或见肉眼血尿,小腹胀痛,有下坠感,舌红,苔黄腻,脉数实。尿常规白细胞(2+～3+),红细胞大量。证属湿热内蕴下焦,热伤血络,气机阻滞,不通则痛。该型以年轻已婚女性为主,常与个人卫生不良及性生活不洁、过频有关。治以清利下焦湿热为主,佐以理气。方选八正散加减。常用药物有车前草、蒲公英、半枝莲、蛇舌草、瞿麦、焦栀子、六一散、薏苡仁、乌药、郁金。

2. 肾虚湿热

症见腰酸乏力,无发热,尿频、尿急、尿痛症状轻度,舌红,苔黄腻,脉濡数。尿常规白细胞(＋～3+),红细胞少量至大量。证属肾虚湿热内蕴,该型青年和老年女性都可见,病程较长,反复发作迁延,治疗时要区分湿热和肾虚的轻重缓急,权衡用药。治以清湿热,培补肾元为主,佐以活血化瘀。方以知柏地黄汤、桃红四物汤加减。常用方药有知母、黄柏、黄芩、生地、山萸肉、丹皮、山药、茯苓、泽泻、杜仲、桑寄生、续断、桃仁、红花、赤芍等。

③ 中气下陷

症见神疲乏力,饮食乏味,下腹坠胀感明显,舌淡,苔薄,脉弱。该型以老年女性多见,尿路感染反复发作,治疗后尿常规好转,白细胞、红细胞少见,继续使用抗生素治疗,但小腹坠胀感不见好转。证属中气不足,中气下陷。即《素问·奇病论》所载"有癃者,一日数十溲,此不足也"的论述。治以补益中气为主,湿热盛者可少佐清利湿热为主。方选补中益气汤加减。常用药物有黄芪、党参、白术、陈皮、炒柴胡、炙升麻、当归、黄芩、黄柏等。

④ 肝气郁结

该型患者,主诉尿频,尿刺痛,痛苦难忍,但尿常规等多项检查基本正常,尤以中老年女性多见,舌淡红,苔薄白,脉弦细。证属肝气郁结。治以理气解郁。方以逍遥散或越鞠丸加减。常用药有香附子、川芎、醋柴胡、当归、白芍、茯苓、白术、炙甘草,如化热酌加丹皮、栀子。

袁师指出,在治疗该病时,急性发作时可口服适量抗生素,以尽快缓解病情;该型患者舌苔常腻,要重视湿邪在该病发生持续过程中的重要性,而湿邪具有留恋难消、病程长的特性,要重视维持治疗,在患者症状缓解,尿常规正常,但苔腻依旧存在时,务必要继续治疗,不然病根未除,容易发作。维持治疗可采用丸剂或中成药(如三金片、知柏地黄丸),或选用车前草、蒲公英、蛇舌草中的一种或几种泡茶服用,维持治疗,可有效控制疾病的发作。其次在疾病缓解阶段,要重视补肾固本和活血化瘀。该病反复发作,久病及肾,湿热之邪可以损伤肾元,肾元损伤,湿热之邪,易于侵犯而发病。由于疾病的慢性发作,尿路局部发生纤维化,尤其是慢性肾盂肾炎患者,局部的瘢痕、梗阻,细菌更易于在局部滋生,不易清除,此时,选用活血化瘀通络的中药,可以改善局部微循环,有利于细菌的清除。

⑤ 典型病例

患者,王某,女,45岁,因"尿频,尿急,尿痛反复发作2年,加重2天"就诊,症见尿频,量少,舌深黄,尿急,尿痛,腰酸,舌红,苔黄腻,脉数,尺部无力。尿常规:白细胞(3+),红细胞少量。袁师认为该患者病程较长,劳累后发作,湿热为主,肾虚不足为本,治疗主要予以清利湿热,佐以补肾化瘀。处方:黄柏10 g、黄芩10 g、车前草 15 g、蒲公英 15 g、石苇 15 g、生苡仁 20 g、苍白术各 15 g、赤芍 15 g、生甘草 3 g、怀牛膝 15 g、续断 10 g。水煎服,7 剂。一周后复诊,明显好转,尿常规(−),但苔仍黄腻,去黄柏,加茯苓 20 g,7 剂。7 天后复诊,无不适主诉,苔腻,稍好转,去赤芍、牛膝,加佩兰 10 g,7 剂,复诊腻苔渐消,嘱患者慎劳累,以车前草 15 克每日泡茶饮用,随访 2 月,未见发作。

按: 该患者劳累后,疾病发作加重,诊为"劳淋",但其湿热之象明显,应以清利湿热为主,佐以补肾、活血化瘀,辨证用药准确,切合病机,针对湿邪的特性,守方巩固治疗,祛邪务尽,最后采用单味中药,泡茶饮用,巩固治疗,深合《内经》"衰其大半而止"的原则。

袁士良教授运用黄连温胆汤类方经验介绍

袁士良教授是江苏省名中医,其工作的江苏省江阴地区是龙砂医学的发源地,袁师是龙砂医学的传人之一,在其多年的临床实践中,积累了丰富的临证经验,形成了自己的学说特点,尤其善用黄连温胆汤,有"袁温胆"之称,制定了多首类方,在治疗临床多种疾病中,收效良好。现介绍如下:

❶ 黄连温胆汤类方

(1) 加味温胆汤

▶**方药组成:** 黄连 3 g、陈皮 6 g、茯苓 15 g、制半夏 10 g、炒枳壳 10 g、姜竹茹 6 g、丹参 15 g、制黄精 10 g、生山楂 30 g、决明子 30 g、干荷叶 10 g、益母草 15 g。

该方主要用来治疗脂肪肝和高脂血症患者。袁师认为此类患者大都过食肥甘,痰浊内生,蕴而化热,化火伤阴,或阻滞气机,血蕴不畅,痰瘀互结。症见乏力、头晕、口干、口苦,苔黄厚腻,质红或偏暗,脉滑。该方以黄连温胆汤清化痰热为主,加上有降脂作用的制黄精、生山楂、决明子、干荷叶;丹参、益母草活血清热,袁师特别指出益母草具有良好的降低血糖、血脂和血压的作用,是该方的主药之一。该方也体现了袁师"清化"立论的主要学说思想。

(2) 柴芩清胆汤

▶**方药组成:** 炒柴胡 10 g、炒黄芩 10 g、黄连 3 g、陈皮 6 g、茯苓 15 g、制半夏 10 g、炒枳壳 10 g、姜竹茹 6 g、生甘草 3 g。

该方主要用于治疗属于少阳湿热证的肝胆、脾胃疾病及眩晕症等多种疾病。该方由小柴胡汤减去人参、生姜、大枣合黄连温胆汤而成,因痰热内盛,暂不宜人参之壅补。痰热阻于中焦,复加肝经郁火不解,症见乏力,眩晕,耳鸣,心烦不寐,口干,口苦,苔黄腻,质红,脉弦滑。该方以黄连温胆汤清化中焦痰热,以小柴胡汤清解肝经郁热,痰热化,郁火解,则诸症可解。临证应权衡痰热与肝经郁火的轻重主次,或加夏枯草、栀子、丹皮、白芍增强清肝火之力,或加香附、郁金、合欢花增强解郁安神之力,或加浙贝母、瓜蒌、苍术、姜厚朴增强清化痰湿之力。

(3)温胆安神汤

⊃方药组成: 川连 3 g、姜半夏 6 g、姜竹茹 6 g、炒枳壳 10 g、茯苓 15 g、生甘草 3 g、炒酸枣仁 30 g、知母 10 g、川芎 6 g、珍珠母 30 g、磁石 20 g、合欢花 15 g、紫丹参 15 g。

该方主要用于治疗痰热阴虚型不寐患者,该证型是江阴地区失眠患者的主要证型。袁师认为江阴属于经济发达地区,生活水平较高,过食肥甘厚味,酿生痰热;工作压力大,情志不畅,肝气郁结,上炎扰心。痰热、肝火易于耗伤阴血。长时间熬夜、失眠后夜间睡眠时间减少,加重了人体阴液的损伤。该方以黄连温胆汤清化痰热,酸枣仁汤养血调肝清热,再加珍珠母、磁石重镇安神,合欢花解郁安神,紫丹参清心安神,凉血活血,还可以防治痰热阻滞导致的瘀血兼夹证。具体运用中,还要分清痰热、阴虚的轻重,或清化痰热为主,伍以补养阴血,重镇安神;或以养心安神为主,佐以清化痰热。该方组方合理,为治疗江阴地区不寐患者的效方。

(4)温胆衍宗汤

⊃方药组成: 川连 3 g、姜半夏 6 g、姜竹茹 6 g、炒枳壳 10 g、茯苓 15 g、生甘草 3 g、炒苍术 10 g、丹参 15 g、车前子 15 g、菟丝子 15 g、枸杞子 10 g、覆盆子 10 g、五味子 10 g。

该方主要用于治疗痰热壅于中上,肾阳亏于下焦的病证。痰热蕴结日久,痰饮为阴邪,易于耗伤人体阳气,又热邪壅于中上,不能下降,则下元阳气不能化生,形成阳虚夹痰热证。"病痰饮者,以温药和之","诸寒收引,皆属于肾",温补肾中阳气,不仅有利于补益耗伤的阳气,而且有利于痰饮之邪的清化。袁师指出江阴地区气候湿热,温补阳气不宜采用肾气丸等温燥之补。五子衍宗丸温而不燥,阴阳平补,补泻兼施,尤其适用于痰湿之体兼有阳气不足之证候。该方多用于治疗肥胖证患者,痰湿之体,蕴而化热,非黄连温胆汤之清化不可,五子衍宗补火生土,脾健运则痰湿自化,此为治本之法。药理研究显示,菟丝子、枸杞子、车前子、丹参、苍术皆有较好的减肥作用。该方还可以用于治疗阳痿属于痰热证的患者。袁师指出临证所见阳痿患者,痰湿之体较多,应重视清化痰热法的运用,同时配以解郁理气,补肾,达到痰热清,络脉通,肾元复,则性功能自然恢复。如仅仅温补肾阳,而不重视痰热、瘀血、气郁等实邪的清除,疗效一般不够理想。

(5)温胆地黄汤

⊃方药组成: 川连 3 g、姜半夏 6 g、姜竹茹 6 g、炒枳壳 10 g、茯苓 15 g、生甘草

3 g、生地 15 g、山萸肉 12 g、淮山药 15 g、泽泻 10 g、丹皮 10 g。

该方主要用于治疗痰热伤阴证。可用于治疗不寐、肥胖等多种疾病。痰湿蕴而化热,易于耗伤阴液,形成痰热阴虚证。症见乏力、眩晕、耳鸣、心烦不寐,午后烘火、面色潮红、口干、口苦、苔黄腻、质干红、有裂纹、脉弦细滑。具体治疗一般先清化痰热之邪实,再养阴为主,兼化痰热,痰热化,则专于滋阴降火。

(6)温胆降压汤

🔾**方药组成:**川连 3 g、姜半夏 6 g、姜竹茹 6 g、炒枳壳 10 g、茯苓 15 g、生甘草 3 g、天麻 10 g、川牛膝 15 g、夏枯草 15 g、珍珠母 30 g。

该方主要用于治疗痰热内蕴所致的高血压患者。祖国医学认为高血压的病因众多,其中主要有过食肥甘、嗜酒或本为痰湿之体等,痰湿上扰清窍致头晕头重,头昏迷蒙甚则泛呕痰涎诸症。治以清化痰热,可使血脉通畅,再配伍平肝清肝之品,疗效较好。

(7)温胆通魄汤

🔾**方药组成:**川连 3 g、姜半夏 6 g、姜竹茹 6 g、炒枳壳 10 g、茯苓 15 g、生甘草 3 g、杏仁 10 g、全瓜蒌 10 g、浙贝母 12 g。

该方主要用于治疗痰浊、邪热内蕴,阻滞肠腑的痰秘患者。痰秘是便秘患者容易忽略的一个证型。此证《张氏医通》已有描述,现代名医董建华治便秘,常选用皂荚子化痰通便。可治以化痰润导以通腑,临床常用的药物有杏仁、知母、瓜蒌、贝母、皂角等。痰湿可阻滞气机,故多见大便艰涩不畅、黏腻不化之状。可合以木香顺气散以理气化湿导滞,取效更捷。

2 典型案例

患者,王某,女43岁,不寐3月余。失眠多梦,烦躁,汗多,以上半身为主,不易入睡,睡后易醒,纳可,小便黄赤,大便干,舌红,苔黄腻,脉弦细滑。

一诊:辨为痰热内扰证,治以清化痰热,养心安神。方予温胆安神汤。川连 3 g、姜半夏 6 g、姜竹茹 6 g、炒枳壳 10 g、茯苓 15 g、生甘草 3 g、炒酸枣仁 30 g、知母 10 g、川芎 6 g、珍珠母 30 g、磁石 20 g、合欢花 15 g、紫丹参 15 g。7 剂,水煎服,每日一剂。

二诊:诉药后睡眠质量显著好转,口苦不显,多汗出好转,但感面红烘火,性情急躁,午后明显,苔薄黄微腻,舌红而干,脉细弦小滑。证属阴虚火旺,夹痰热。治以滋阴降火,兼化痰热,方以温胆地黄汤加减。方药如下:川连 3 g、姜半夏 6 g、姜竹茹 6 g、炒枳壳 10 g、茯苓 15 g、生甘草 3 g、知母 10 g、炒黄柏 10 g、生地 15 g、山萸肉 12 g、淮山药 15 g、泽泻 10 g、丹皮 10 g、夏枯草 15 g、珍珠母 30 g。10 剂,水煎服,每日一剂。

三诊:患者基本可以安睡,惟口干,面色潮红尚存。以六味地黄丸善后。

按:江阴地区,地处东南,气候温热,为经济发达地区,生活水平较高,久食肥甘,内生痰湿,蕴而化热,灼伤阴液,阴虚则火旺。工作生活压力较大,所愿不遂,肝气郁结,郁而化火,心肝火旺,灼伤阴液。初以清化痰热,养心安神,兼以养阴,镇心安神。后痰热渐清,阴虚火旺兼显,治以滋阴降火,兼化痰热。再以养阴固本善后。辨证精确,治法得当,故能收效迅速。

袁士良教授运用三仁汤合方经验介绍

袁士良教授提出"病多痰湿,法从清化"的学术观点,善用温胆汤,三仁汤。三仁汤出自《温病条辨》"上焦篇湿温寒湿"章节,方由"杏仁五钱、滑石六钱、通草二钱、白豆蔻二钱、竹叶二钱、厚朴二钱、生薏苡仁六钱、半夏五钱"组成,具有"宣上,畅中,渗下"的功效,现将袁师灵活运用三仁汤合方的经验撷要介绍如下:

1 三仁汤合加减桑菊饮治疗感冒风热夹湿证

江苏苏南地区气候湿润,人民生活水平高,饮食多肥甘厚腻,"湿邪害人最广",感冒多为风热夹湿证多见,如为发热全身症状为主,袁师用三仁汤合银翘散加减,如咳嗽、咽痛呼吸道症状明显,三仁汤合加减桑菊饮(桑叶 10 g、桔梗 10 g、杏仁 10 g、连翘 10 g、甘草 6 g、枳壳 10 g、黄芩 10 g、鱼腥草 30 g、苏子 10 g、半夏 10 g、蝉蜕 10 g、防风 10 g),咽痛明显加牛蒡子 10 g、射干 10 g。此体现了三仁汤"宣上"的功效。

2 三仁汤合袁 1 号方加减治疗脂肪性肝炎

袁 1 号方(醋柴胡 10 g、橘叶 6 g、炒黄芩 10 g、陈皮 10 g、茯苓 15 g、泽泻 15 g、生薏苡仁 15 g、生山楂 30 g、垂盆草 30 g、平地木 15 g、茵陈 30 g、炙甘草 6 g)是袁师治疗慢性肝炎,肝功能异常属于肝胆湿热证的经验方。脂肪肝的发病与痰湿密切相关,三仁汤化湿"畅中",化痰湿治本,二方合用治疗脂肪肝肝损效果良好,肝功能正常后,予化痰湿为主,方药如下:三仁汤、丹参 15 g、黄精 10 g、山楂 30 g、决明子 10 g、石菖蒲 10 g、柴胡 10 g、黄芩 10 g、茵陈 15 g、赤芍 10 g、当归 10 g、鸡骨草 30 g。

3 三仁汤合香砂六君子汤治疗胃痞痰湿阻滞证

香砂六君子汤是治疗胃痞脾虚湿阻气滞的常用方,部分患者舌苔白厚,湿浊重者,常合三仁汤利湿化浊,畅通中焦气机。

4. 三仁汤合加减资生丸治疗慢性泄泻脾虚湿热证

慢性泄泻患者比较多见的证型是脾虚湿热证,袁师多采用加减资生丸(炒党参15 g、茯苓 15 g、炒白术 10 g、淮山药 20 g、炒薏仁 15 g、砂仁 3 g、陈皮 10 g、川连3 g、藿香 10 g、焦山楂 15 g、六神曲 15 g、葛根 15 g、乌药 10 g、防风 10 g、木瓜10 g、炙甘草 3 g)治疗疗效良好,如舌苔厚腻,湿邪加重者,多合三仁汤化湿止泻。

5. 三仁汤合木香顺气散治疗便秘湿热阻滞证

痰湿阻滞的便秘,常见大便不畅,难解,腹胀等症状,称为"痰秘",此种类型的便秘在临床上越来越多见,湿为阴邪,易阻滞气机,故可见腹胀、大便不畅等症状。治疗以化痰湿理气机为主,木香顺气散(《沈氏尊生书》)药物组成:木香、香附、槟榔、陈皮、苍术、厚朴、砂仁、青皮、甘草、生姜,该方理气化湿,理气力强,二方合用治疗痰秘效果良好。

6. 三仁汤合萆薢分清饮治疗前列腺炎、阳痿湿热下注证

湿热下注是前列腺炎的常见证型,也是阳痿越来越多见的证型,乃由嗜食肥甘厚味、生活无度,或久坐少动,而致湿热内生,瘀热内结,气血瘀滞,三焦气化不利。所谓"湿热不攘,大筋软短,小筋弛长……弛长为痿"。治疗前列腺炎,萆薢分清饮一般去益智仁、山药之温摄,如三仁汤加车前草、牛膝、粉萆薢、石菖蒲、乌药、龙葵、桃仁清利湿热,活血通窍。而阳痿治以清热化湿,酌入活血理气通络补肾,效果良好,常用方为炒三仁汤、粉萆薢、石菖蒲、乌药、桃仁、龙葵、黄柏、淫羊藿、蛇床子、肉苁蓉等。此合方体现了三仁汤"渗下"的功效。

7. 三仁汤合黄连温胆汤治疗湿热型汗证、内伤发热、消渴病

汗证的治疗一般有补气固表,滋阴降火,方有玉屏风散、当归六黄汤等,而湿热蕴蒸导致的汗证越来越多见,袁师认为上半身出汗多为痰热,常伴见情绪易激,睡眠欠佳,苔薄微黄偏腻,脉滑,常用黄连温胆汤加减,如舌苔厚腻,湿邪重者,可合三仁汤;下半身出汗多为湿热下注,以三仁汤加减。该合方也可治疗属于湿热蕴蒸的内伤发热、消渴等疾病。

8. 三仁汤合通经方治疗痰湿瘀滞型月经不调

痰湿瘀滞可导致月经后期,月经量少,闭经等,袁师多采用三仁汤合通经方化湿活血通经。通经方(泽兰 10 g、赤芍 10 g、白芍 15 g、当归 10 g、桃仁 10 g、红花

10 g、柏子仁 10 g、牛膝、鸡血藤 30 g、益母草 15 g、香附 10 g、炒枳壳 10 g)理气活血通经,是袁师治疗气滞血瘀型闭经的经验方。肾虚加熟地、续断,湿重加白芥子、苍术,瘀血重者加刘寄奴、土鳖虫等。

⑨ 三仁汤合加味活络效灵丹治疗痰湿瘀滞型疼痛症

活络效灵丹由张锡纯所创,药物组成:当归、丹参、乳香、没药(各 15 g),主治:气血瘀滞、瘀积、心腹疼痛、腿痛臂痛,以及一切脏腑积聚、经络瘀滞。袁师减少乳香、没药药量为 6 g,加桃仁、红花、赤芍,用于瘀血阻滞的诸痛症,疗效良好。袁师曾用本方合四妙勇安汤治疗糖尿病足多例,效果良好。痰瘀互结,气机阻滞,不通则痛,袁师予三仁汤化痰湿理气,加味活络效灵丹活血止痛,疗效良好。

⑩ 三仁汤合消风散治疗皮肤过敏、湿疹、痤疮等皮肤病

消风散(荆芥、防风、蝉蜕、黑芝麻、苦参、苍术、知母、石膏、牛蒡子、通草、当归、生地、甘草)可以治疗多种风湿热郁于营分的皮肤病,是袁师治疗多种皮肤病的习用方药,荆芥、防风、蝉蜕、牛蒡子疏风散热,苍术、苦参、通草祛湿热,知母、石膏清热,生地、当归、黑芝麻养血凉血,如舌淡,苔白厚腻湿重热轻者,常去石膏、知母加三仁汤加强祛湿之力。袁师认为湿邪是多种皮肤病易于反复发作、缠绵难愈的病理基础,重视祛湿,湿不与风热相合,疾病易愈。

⑪ 三仁汤合藿朴夏苓汤治疗疰夏

疰夏一证,有特定的季节及气候环境,脾胃虚弱之体易患之。湿虽为阴邪,但长夏之中,每易热化,临床常据其感受湿、热之孰轻孰重,或以芳化,或以清化。三仁汤、藿朴夏苓汤、清暑益气汤等均可选用。但总宜清淡平和,以免寒凉伤阳,须知"四季脾旺不受邪也"。湿重热轻者,常选择三仁汤合藿朴夏苓汤加减。

⑫ 三仁汤合知柏地黄汤治疗肝肾阴虚、湿热下注的慢性肾炎、男性病及妇科病

肝肾阴虚、湿热下注是疾病的常见病机,如慢性肾炎的常见证型就是肾虚湿热,男性病如遗精、阳痿、前列腺炎,妇科病如盆腔炎、妇科肿瘤术后、多种月经不调,都可见肝肾阴虚,湿热下注的证型,异病同治,都可以三仁汤合知柏地黄汤加减治疗。

验案举隅

(1) **患者**,白某,男,42 岁,已婚,江阴澄江镇,首诊(2013 年 3 月 17 日)糖尿病

病史。现伴口渴多饮、易饥多食,症见面色少华,大便时溏,夜寐盗汗,自汗,以下肢为甚。舌苔淡黄微腻,脉濡滑。本病中医诊断为消渴病,辨证为湿热内阻证,三焦气化不利。治拟清化湿热。拟黄连温胆汤合三仁汤加减。方药如下:黄连3 g、炒陈皮6 g、茯苓15 g、姜半夏10 g、炒枳壳10 g、姜竹茹6 g、炒苦杏仁10 g、生薏苡仁15 g、姜厚朴10 g、豆蔻6 g(后下)、炒苍术15 g、通草6 g、泽泻15 g,10 剂,水煎服,每日一剂。二诊(2013 年 3 月 26 日)口渴盗汗症减,大便成形,舌质红,苔腻渐退。痰湿未尽,略显阴虚之象。治从原意,酌入养阴之品,上方去泽泻,加北沙参10 g、石斛15 g,10 剂,水煎服,每日一剂。三诊(2014 年 4 月 5 日)诸症均减,面色红润,苔腻渐化,脉转和缓,血糖稳定。上方减泽泻,10 剂,水煎服,每日一剂。

按:消渴的病机主要为阴虚燥热,阴虚为本,燥热为标。大都采用养阴清热的治疗方法,临床上 2 型糖尿病所见,大都恣食肥甘厚腻,湿浊内蕴,应重视清化湿热方法的使用,袁师一般采用三仁汤加减治疗,宣上、畅中、渗下,气机调畅,使湿热从三焦分消,疗效良好。该患者湿热蕴蒸,故汗出,便溏,胃中有热故多饮,多食,结合舌脉,为湿热阻滞,治以三仁汤合黄连温胆汤清化湿热,湿去热轻,兼见阴虚证,则佐以滋阴。清化湿热法在糖尿病的治疗中越来越常见,值得重视。

(2)**患者,**任某,男,38 岁,诉阴茎勃起障碍,余无明显不适,苔黄腻,质稍暗,脉濡滑,证属湿热下注,筋脉瘀阻,治以清化下焦湿热,佐以活血补阳。方药如下:苦杏仁10 g、白豆蔻6 g(后下)、生薏苡仁30 g、厚朴10 g、制半夏10 g、通草3 g、滑石10 g、粉草薢15 g、石菖蒲10 g、乌药10 g、桃仁10 g、龙葵30 g、黄柏10 g、淫羊藿15 g、蛇床子15 g、肉苁蓉15 g,10 剂,水煎服,每日一剂。患者二诊,症情明显好转,原方15 剂,继服。次年,再次就诊,症情再作,上方继服仍见效。

按:阳痿一证,治分虚实。虚者以滋补肾精为要,阴虚日久,必致损阳,故善补阳者,必于阴中求阳,使阳得阴助,而生生不息,肾元旺盛。实者以肝郁居多,治以疏肝宁心,临床以逍遥散加减使用,皆可获效。湿热致阳痿者,近年来亦渐增多。乃由嗜食烟酒、生活无度,或久坐少动,而致湿热内生,瘀热内结,气血瘀滞,三焦气化不利。"所谓大筋软短,小筋弛长……弛长为痿"。治以清热化湿,酌入活血理气和络,少佐温阳。方选三仁汤、草薢分清饮、五子衍宗丸等,收效明显,每不治痿而痿自除也。

小结

湿邪致病是非常广泛的,国医大师路志正尝言"百病皆由湿作祟",湿邪可上蒙清窍,中阻脾胃,下流肝肾,外可阻滞经络,湿性黏腻,导致病情缠绵难愈,易于反复发作,常兼夹致病,如兼夹风、热、寒、气滞、瘀血,本虚标实,表现为阳虚湿阻、阴虚湿阻等。三仁汤采用竹叶、杏仁宣上焦之湿,半夏、厚朴畅中,薏苡仁、通草渗下焦之湿,全方宣肺化湿,苦温燥湿,淡渗利湿,是治湿名方,合理加减可治疗多种疾病。袁师临证紧扣病机,喜用经典方剂进行加减,或一方为主,或合方加减,疗效显著,以上总结了袁师临证使用三仁汤合方治疗多种杂病的经验,以供借鉴。

袁士良教授临证常用药对经验介绍

药对是中药学和方剂学中间的桥梁,对临证有重要的意义,现简要将袁师的临证习用药对介绍如下,以飨读者。

1. 肺系药对

(1)玄参、桔梗、浙贝母、石斛、麦冬、甘草

玄麦甘桔汤为治疗虚火喉痹的有效方剂,袁师在此基础上加石斛养胃肾之阴,浙贝母清热化痰散结。阴虚火旺者合知柏地黄汤,痰热重者去石斛、麦冬,合黄连温胆汤清热化湿。

(2)连翘、射干、牛蒡子

连翘清热解毒,疏风散热,射干清热解毒利咽,化痰平喘,牛蒡子疏风散热利咽,消痈散结,清热通便,三药常用于风热咽痛,或慢性咽炎咽部充血及咽喉不利。

(3)桔梗、木蝴蝶

桔梗化痰利咽,木蝴蝶性凉,疏肝理气、利咽护膜,是慢性咽炎常用药对。

(4)紫菀、紫苏子、紫丹参、紫石英

紫菀化痰止咳,紫苏子化痰降气,紫丹参活血化瘀,紫石英温补肾阳、纳气平喘,用于寒痰阻肺导致的咳喘、肺胀等。

2. 心系药对

(1)连翘、淡豆豉

连翘为"疮家之圣药",清心肺之热毒,也可清脾胃之湿热,还有良好的保肝降酶的作用,栀子豉汤可除胸膈之烦热,栀子可清热通便,如大便溏薄、心火旺者,袁师用连翘代栀子,有良好的清心除烦作用,且无滑肠之弊。

(2)人参、苏木

取用自《医宗金鉴》,名二味参苏饮,人参补心气,苏木活血化瘀,既可用于妇科气虚血瘀的月经病,也可用于慢性心衰气虚血瘀证。

(3)香附、茯神

香附疏肝理气,茯神宁心安神,名交感丸,用于治疗肝郁不寐。

（4）桑叶、浮小麦、黑豆衣

桑叶清热止汗，浮小麦甘凉固表止汗，黑豆衣养阴止汗，用于治疗虚热湿热导致的多汗证。

（5）牡蛎、浮小麦

取用于牡蛎散，牡蛎、浮小麦性凉。黄芪、麻黄根甘温，治疗湿热阴虚所致之汗证，常取用牡蛎、浮小麦清热收敛止汗。

3 脾胃病药对

（1）藿香、佩兰、茵陈、石菖蒲

藿香、佩兰、石菖蒲皆有化湿浊的作用，常用于湿浊所致的口腔异味，如有湿热则加茵陈。外用可用丁香漱口。

（2）白残花、人中白、牛膝

白残花清暑热，理气化湿，可用来治疗口疮口糜，人中白咸寒清热降火，牛膝引火下行，三药可用来治疗顽固性口腔溃疡。

（3）瓜蒌、郁金

取用于《温病条辨》的三香汤，瓜蒌化痰宽胸，郁金理气化湿，可用来治疗痰阻胸膈的胸闷，咽部不适可合半夏厚朴汤，气逆血瘀者加降香，气滞者加桔梗、枳壳，热重加栀子、黄芩。

（4）郁金、枇杷叶

取用于《温病条辨》上焦篇宣痹汤，"太阴湿温，气分痹郁而哕"，二药均可降气化湿，用于治疗呕逆、嗳气等症。可加苏梗、佛手疏肝理气。

（5）威灵仙、鹅管石

威灵仙祛风解痉，可缓解平滑肌痉挛，用于食管、胆道的痉挛性疼痛；鹅管石温通，有通畅食管的功能，二药合用常用来治疗食管痉挛、梗阻不畅。还可配用王不留行、急性子、通草加强通畅之力。

（6）钩藤、僵蚕、白芍

钩藤清肝平肝熄风，僵蚕化痰祛风，白芍柔肝缓急，用于治疗贲门失弛缓症。

（7）丹参、砂仁、郁金

丹参饮去白檀香，加郁金降气利湿化瘀，可用来治疗反流性食管炎的胸骨后疼痛不适。

（8）百合、乌药、枳壳、白术

百合养阴，枳壳、乌药疏肝理气，白术健脾，脾胃病阴虚夹湿是一个多见的证型，阴虚重者加麦冬、石斛，气滞可加陈皮、木香、佛手、梅花等，湿重加薏苡仁、冬瓜子、藿香，脾虚加仙鹤草、太子参、茯苓等。

（9）九香虫、延胡索

九香虫温阳理气止痛，延胡索理气活血止痛，用于寒凝阻滞的胃痛等。

（10）黄连、苏叶、吴茱萸、豆蔻

取用于金陵名医张简斋之加味连苏饮，黄连清热燥湿，苏叶宣肺理气化痰，吴茱萸温降湿浊，豆蔻理气化湿，用于湿热中阻的胃痛、胃胀、呕吐等。

（11）仙鹤草、蛇舌草、薏苡仁

仙鹤草补脾化瘀消痞，蛇舌草清利湿热化瘀，薏苡仁健脾化湿，三药常用于慢性萎缩性胃炎伴肠化、异型增生。严重者加半枝莲、莪术、石见穿等。

（12）丹参、莪术

丹参活血化瘀，莪术理气化瘀消积，可用于慢性萎缩性胃炎血瘀证导致的肠化、不典型增生等。

（13）藿香、砂仁

藿香化湿和胃止泻，砂仁理气化湿，用于寒湿中阻的呕吐、腹泻等症。

（14）丁香、吴茱萸

丁香温阳降气，吴茱萸温肝降逆，用于寒气阻中的呕吐、呃逆等。

（15）薏苡仁、厚朴、郁金

薏苡仁甘淡利湿，厚朴理气化湿，国医大师干祖望认为厚朴化湿效果优于藿香、佩兰，郁金理气清热化湿，三药用于舌苔厚腻之湿热证。

（16）瓦楞子、牡丹皮

瓦楞子，清热化痰、软坚散结、制酸护膜，牡丹皮清肝火、凉血化瘀，用于肝胃郁热之反酸烧心等证。

（17）香附、夏枯草（蒲公英）

香附疏肝理气，夏枯草、蒲公英清肝火，用于肝气郁而化火之证，如反酸、易怒等。如肝胃郁热之反酸可加左金二陈汤，如脾虚加六君子汤。

（18）柴胡、牡蛎

柴胡疏肝理气，牡蛎平肝清胆，一升一降，用于肝胃郁热的反酸，以及胆汁反流。

（19）乌梅、石斛

乌梅养阴止泻、泻肝止痛，石斛据《医宗必读》记载可"强肾益精，疗脚膝痹弱"，"入胃清湿热，厚肠止泻"，用于治疗脾阴虚腹泻。

（20）木瓜、防风

木瓜可化湿缓急止痛，防风可散风化湿止泻，常替换痛泻要方中的白芍，用于肠鸣之痛泻。

（21）吴茱萸、木瓜

吴茱萸温阳散寒,木瓜化湿舒筋止痛,用于寒凝腹痛。

（22）木瓜、炒白芍、甘草

酸能泻肝,可用来治疗胃肠痉挛所致的腹痛,白芍用量30 g以上。伴腹胀者,可加延胡索理气止痛。

（23）紫菀、枇杷叶、苦杏仁

紫菀宣肺化痰,枇杷叶化痰降气,杏仁宣肺化痰止咳,"治便秘必宣肺气",常配用于治疗多种便秘,尤其是痰湿阻滞导致的便秘。

（24）瓜蒌皮子、杏仁、莱菔子

用于痰湿阻滞导致的便秘,大便黏腻不畅,瓜蒌皮子、杏仁、莱菔子三药化痰湿、理气通便,腹胀明显可加厚朴、大腹皮。

（25）荆芥、地黄

出自《中藏经》,名荆芥地黄汤,地黄凉血止血,荆芥升阳止血,用于血热妄性的便血等证。

（26）僵蚕、乌梅

名《济生》乌梅丸,僵蚕化痰祛内外风,乌梅酸敛肝木,《本经》:"主下气,除热烦满,安心,肢体痛,偏枯不仁,死肌,去青黑痣、恶肉。"二药既可泻肝止血用于肝经血热的便血,以及过敏性疾病,又可治疗肠息肉。治疗肠息肉还可加薏苡仁、白花蛇舌草等。

（27）仙鹤草、葛根、炒薏苡仁

仙鹤草又名"脱力草""泻痢草",葛根升阳止泻,炒薏苡仁健脾化湿止泻,三药用来治疗脾虚久泻。

4. 肝病药对

（1）水牛角、苍术

水牛角凉血解毒,苍术苦温燥湿,配用于病毒性肝炎湿热入于血分之黄疸,袁师认为该药对有良好的抗病毒作用。

（2）丹参、黄精

丹参活血化瘀,黄精补脾气、养阴、降血脂。该药对可用于治疗冠心病、肝硬化、高脂血症及脂肪肝患者痰湿瘀滞证。

（3）鸡骨草、垂盆草

鸡骨草清热保肝退黄,垂盆草保肝利湿退黄,是袁师经常使用的保肝降酶的药对。

5. 肾系药对

（1）车前子、牛膝

取用于济生肾气丸，车前子利尿消肿，牛膝活血化瘀、利尿通淋，二药合用，活血利尿消肿，袁师用于治疗小便不利、水肿等。

（2）车前草、黄柏

车前草清利湿热通淋，黄柏清下焦湿热，常合用瞿麦、萹蓄利湿通淋，用于治疗湿热下注的尿路感染。

（3）菟丝子、覆盆子

取用于五子衍宗丸，常合缩泉丸用于肾虚夜尿增多。

（4）金樱子、芡实

水陆二仙丹，固经缩尿止带，用于脾虚带下、遗尿。

（5）鸡血藤、茜草

鸡血藤、茜草具有良好的升高白细胞作用，茜草的用量可达 30～50 g。

（6）粉萆薢、石菖蒲、黄柏

湿浊下注，蕴而化热，萆薢分清饮去益智仁、乌药之温，加黄柏清下焦湿热，如见阴部瘙痒，阳痿可加蛇床子、淫羊藿、巴戟天补肾化湿壮阳。

（7）柴胡、煅磁石

取用于耳聋左慈丸，柴胡疏肝理气，引入肝胆经，煅磁石平肝潜阳、聪耳明目，用于耳鸣，常加丹参、葛根、石菖蒲活血开窍。

（8）白花蛇舌草、龙葵、桃仁

蛇舌草、龙葵清利湿热，桃仁活血化瘀，用于前列腺增生患者排尿不畅者，如肝肾阴虚合六味地黄丸，肾阳虚者合五子衍宗丸。

（9）全蝎、僵蚕

全蝎通络散结，僵蚕化痰散结，该药对可以消除慢性肾炎的蛋白尿。

6. 气血津液病证药对

（1）车前子、佛耳草

该药对为治疗高尿酸有效药对，车前子利尿排尿酸，佛耳草可"祛风寒，化痰止咳"，袁师用来降血尿酸，疗效良好。袁师治疗高尿酸血症除清热化浊治标外，还重视补肾健脾的方法治本，常合五子衍宗丸加减。

（2）青蒿、白薇

青蒿清湿热、退虚热，白薇清热凉血解毒，二药既可清实热，又可清虚热，用于多种内伤发热。

（3）玄参、贝母、牡蛎、夏枯草

消瘰丸出自清代程国彭《医学心悟》一书,原本用于治疗瘰疬一病,指出该方"此方奇效,治愈者不可胜计,予亦刻方普送矣"。袁师临床运用该方,常合夏枯草清热化痰散结,适当配伍,可以用来治疗乳腺疾病、甲状腺结节、多种良恶性肿瘤(淋巴瘤)及囊肿性疾病等多种疾病,都取得了较好的疗效,扩大了该方的主治范围。

7. 肢体经络病证药对

（1）丹参、葛根、川芎、桃仁

丹参凉血化瘀,葛根解肌活血升阳,川芎理气活血、"上行头目",桃仁破血化瘀,用于治疗颈椎病。如合并肩部不适,常配合使用桑枝、片姜黄、海桐皮。瘀血证严重常合活络效灵丹。

（2）丹参、鸡血藤

丹参活血化瘀,鸡血藤养血活血,常用于瘀血阻滞的肢体麻木等瘀血阻滞证。

（3）鸡血藤、地龙

鸡血藤活血通经,地龙活血通络,配用可用于中风肢体麻木等经络不通。

（4）续断、桃仁

续断补肾活血止痛,桃仁破血止痛,二药合用,治疗腰痛腰酸的疗效良好。

（5）片姜黄、海桐皮

片姜黄理气化瘀止痛,止痛效好,可用于肩部、肝胆部疼痛,加葛根名葛根姜黄散,用于多种痹证疼痛,合海桐皮祛风散寒除湿,该药对又名舒筋饮,常用于肩周炎肩部疼痛不适。

（6）瓜蒌皮、红花、延胡索

瓜蒌红花甘草汤出自孙一奎《医旨绪余》一书中治带状疱疹的验方,袁师认为瓜蒌可疏肝化痰止痛,可用于改善多种急慢性炎症的渗出,缓解疼痛,合用红花、延胡索化痰理气、活血化瘀,可治疗带状疱疹、肋间神经痛、胆囊炎、慢性胃炎、肋锁关节炎等属于痰瘀阻滞所致的疼痛。瘀血重者可加失笑散。

（7）旋覆花、茜草、延胡索

取用于旋覆花汤,旋覆花化痰降气,茜草活血化瘀,再加延胡索理气化瘀,用于治疗胸胁疼痛。可合木金散(木香、郁金)增强止痛之力。

（8）牛膝、木瓜、虎杖、老鹳草

牛膝活血化瘀,性下行,木瓜化湿舒筋,虎杖活血止痛,老鹳草祛风除湿止痛,合用治疗膝关节炎所致的疼痛。

（9）红藤、败酱草

红藤、败酱草可清热解毒，活血排脓，可用于大肠湿热证，急慢性盆腔炎湿热下注证。

（10）鸡血藤、益母草

鸡血藤养血活血，益母草凉血通经利水，二药合用有良好的活血通经作用，用于瘀血阻滞之月经失调。

（11）橘叶、橘络

橘叶疏肝理气化痰，橘络化痰通络，用于痰气互结的胸胁痛、乳房胀痛等。

8. 其他病证药对

（1）钩藤、紫草

紫草凉血解毒透疹，钩藤清热平肝，熄风止痉，该药对又名紫草散，出自《小儿药证直诀》，主治"疮疹初生，才作赤点，毒气未得透出皮肤者"，皮肤科大家赵炳南的经验方五皮五藤饮中采用钩藤清血分之热，透热外出，袁师常采用该药对治疗血热之皮疹、瘙痒等症。

（2）蝉蜕、防风

蝉蜕清热祛风止痒，防风为祛风之良药，用于皮肤瘙痒及过敏性疾病。

（3）苍术、熟地

取用于黑地黄丸，用于肝肾阴虚，湿邪阻滞。苍术苦温燥湿，熟地滋阴养血，常用于治疗脂溢性脱发，糖尿病属阴虚湿阻证。

（4）白芷、防风

白芷祛风燥湿，排脓消肿，防风祛风胜湿，国医大师干祖望认为该药对可以用来治疗一切阳性溃疡，袁师用来治疗脂溢性脱发、痤疮等。阴性溃疡则用麻黄、熟地。

袁师临证习用经典方剂进行化裁，提出"病多痰湿证，法重清化"的学术观点，"谨守病机，各司其属"，根据具体病机，随证化裁，或以一方为主，或合方，或药对，可师可法，临床效果良好。其临证常用药对值得进一步研究总结。

袁士良教授临证效方及用药经验撷菁

1. 经验方

（1）加味温胆汤

⊃方药组成：黄连 3 g、陈皮 6 g、茯苓 15 g、制半夏 10 g、炒枳壳 10 g、姜竹茹

6 g、丹参 15 g、制黄精 10 g、生山楂 30 g、决明子 30 g、干荷叶 10 g、益母草 15 g。

该方主要用来治疗脂肪肝和高脂血症患者。袁师认为此类患者大都过食肥甘,痰浊内生,蕴而化热,或阻滞气机,血蕴不畅,症见乏力,头晕,口干,口苦,苔黄厚腻,质红或偏暗,脉滑。该方以黄连温胆汤清化痰热为主,加上有降脂作用的制黄精、生山楂、决明子、干荷叶;丹参、益母草活血清热,袁师特别指出益母草具有良好的降低血糖、血脂和血压的作用,是该方的主药之一。该方也体现了袁师"清化"立论的主要学说思想。

(2)柴芩清胆汤

⚙ **方药组成:**炒柴胡 10 g、炒黄芩 10 g、黄连 3 g、陈皮 6 g、茯苓 15 g、制半夏 10 g、炒枳壳 10 g、姜竹茹 6 g、生甘草 3 g。

该方主要用于治疗属于少阳湿热证的肝胆、脾胃疾病、眩晕症等多种疾病。该方由小柴胡汤减去人参、生姜、大枣合黄连温胆汤而成,因痰热内盛,暂不宜人参之壅补。痰热阻于中焦,复加肝经郁火不解,症见乏力,眩晕,耳鸣,心烦不寐,口干,口苦,苔黄腻,质红,脉弦滑。该方以黄连温胆汤清化中焦痰热,以小柴胡汤清解肝经郁热,痰热化,郁火解,则诸症可解。临证应权衡痰热与肝经郁火的轻重主次,或加夏枯草、栀子、丹皮、白芍增强清肝火之力,或加香附、郁金、合欢花增强解郁安神之力,或加浙贝母、瓜蒌、苍术、姜厚朴增强清化痰湿之力。

(3)加味消瘰丸

⚙ **方药组成:**玄参 15 g、牡蛎 20 g、浙贝母 12 g、爵床 15 g、夏枯草 15 g、连翘 15 g。

该方主要用于治疗各种原因导致的淋巴结肿大。玄参、牡蛎、浙贝母名为消瘰丸,出自程国彭的《医学心悟》,是治疗瘰病即颈部淋巴结结核的有效方剂。袁师加入夏枯草、连翘、爵床组成加味消瘰丸,对各种原因的淋巴结肿大,都有一定的临床效果。袁师曾用该方为主治疗一晚期高龄非霍奇金病淋巴瘤患者,由于不能耐受化疗,试用中药治疗数月后,肿大淋巴结得到缩小,最终痊愈。袁师后在治疗多种肿瘤疾病的过程中,也配合使用该方,亦有不错的效果。其中爵床,又名小青草,清热解毒,是消散肿大淋巴结的良药。

(4)加味玉屏风散

⚙ **方药组成:**生黄芪 15 g、炒白术 10 g、防风 6 g、灵芝 10 g、淫羊藿 15 g。

该方主要治疗体虚感冒、习惯性感冒患者,常配合使用在膏方中。以玉屏风散为主,加入有提高免疫力的灵芝,再加入温补脾肾的淫羊藿,组成加味玉屏风散,较玉屏风的临床效果更佳。袁师指出淫羊藿不但是温而不燥的补肾良药,而且也具有良好的补脾作用,可以强壮体质。临床使用中还可加仙鹤草、仙茅、鹿衔草加强温补脾肾祛风之力。

（5）袁一号方

方药组成：醋柴胡 10 g、橘叶 6 g、炒黄芩 10 g、陈皮 10 g、茯苓 15 g、泽泻 15 g、生薏仁 15 g、生山楂 30 g、垂盆草 30 g、平地木 15 g、茵陈 30 g、野葡萄根 30 g、炙甘草 5 g。

该方主要用于乙肝湿热疫毒证型患者，是袁士良教授在多年的临床实践中反复优化总结而来。以醋柴胡、橘叶疏利肝经，黄芩、陈皮、茯苓、泽泻、生薏仁清化肝经湿热，生山楂活血化瘀、保肝，符合慢性乙肝湿热瘀滞发黄的病机。垂盆草、甘草保肝降酶，平地木、茵陈退黄，野葡萄根多用于抗肿瘤，用于此意在清解抗病毒。如患者进展至肝硬化阶段，可加丹参、黄精、鳖甲、土鳖虫等活血软坚。

（6）加味补中益气汤

方药组成：炙黄芪 15 g、炒党参 10 g、炒白术 10 g、炒当归 10 g、陈皮 6 g、炒柴胡 6 g、炙升麻 6 g、炙甘草 3 g、炒黄柏 6 g、五味子 6 g。

该方主要用于治疗不宁腿综合征。由补中益气汤补中升阳加黄柏清相火，五味子收敛肝经。不宁腿综合征是一种难治的神经科疾病，发病机制不清。袁师从薛立斋《内科摘要》的一则具有与不宁腿综合征症状类似的病案治疗中得到启发。采用该方治疗该疾病，疗效良好。袁师勤求古训，读书善悟，可见一斑。

（7）通利散

方药组成：生大黄 10 g、蟋蟀 10 g、蝼蛄 10 g。服用方法：将三药研粉，每次水冲服 10 g。

该方主要用于治疗老年男性前列腺增生导致的急性尿潴留。袁师指出急性尿潴留患者的主要病机为瘀热阻滞，标实为主。该方以生大黄通下瘀滞，"二便不通通大便"，大便通，腑气下行，小便亦可下。蟋蟀、蝼蛄破瘀利水。该方用于急性尿潴留患者，收效良好，袁师指出前列腺增生患者服用该方后，小便常可保持较长时间的通畅。

（8）温胆安神汤

方药组成：川连 3 g、姜半夏 6 g、姜竹茹 6 g、炒枳壳 10 g、茯苓 15 g、生甘草 3 g、炒酸枣仁 30 g、知母 10 g、川芎 6 g、珍珠母 30 g、磁石 20 g、合欢花 15 g、紫丹参 15 g。

该方主要用于治疗痰热阴虚型不寐患者，该证型是江阴地区失眠患者的主要证型。袁师认为江阴属于经济发达地区，生活水平较高，过食肥甘厚味，酿生痰热；工作压力大，情志不畅，肝气郁结，上炎扰心。痰热、肝火易于耗伤阴血。长时间熬夜，失眠后夜间睡眠时间减少，加重了人体阴液的损伤。该方以黄连温胆汤清化痰热，酸枣仁汤养血调肝清热，再加珍珠母、磁石重镇安神，合欢花解郁安神，紫丹参清心安神，凉血活血，还可以防治痰热阻滞导致的瘀血兼夹证。具体运用中，还要分清痰热、阴虚的轻重,或清化痰热为主,伍以补养阴血,重镇安神;或以养心安神为主,佐以清化痰热。该方组方合理,为治疗江阴地区不寐患者的效方。

（9）加减资生丸

⮕**方药组成:** 炒党参15 g、茯苓15 g、炒白术10 g、淮山药20 g、炒薏仁15 g、砂仁3 g、陈皮10 g、川连3 g、藿香10 g、焦山楂15 g、六神曲15 g、葛根15 g、乌药10 g、防风10 g、木瓜10 g、炙甘草3 g。

该方主要用于治疗属于脾虚湿热证的慢性腹泻患者。该方由缪希雍的资生丸减去白扁豆、白豆蔻、桔梗、泽泻、莲子肉、芡实、麦芽,加升阳止泻的葛根,乌药防风祛风胜湿,木瓜化湿止泻,切合《内经》"湿淫于内,治以苦热,佐以酸淡"之旨。江阴地区气候湿热,冬天不甚寒冷,阳气潜藏不足,湿热淫于外,阳气不足于内,故阳虚证兼夹湿热患者,临床亦多见。叶天士《温热论》云:"吾吴湿邪害人最广,如面色白者,需要顾其阳气,湿胜则阳微也。"加减资生丸为袁师治疗脾虚湿热证泄泻患者的一张效方。

2. 用药经验介绍

（1）野葡萄根

野葡萄根具"行血,活血,消积"的作用,临床大都用于治疗肿瘤疾病,袁师曾遇到一乙肝聚集家族,单服野葡萄根治疗后数人乙肝表面抗原转阴。后在治疗乙肝患者中,都配合该药,收效良好。袁师在临床实践中,既重视辨证施治,亦重视单方验方的收集与运用。

（2）急性子

《本草纲目》记载该药具有"治产难,积块,噎膈,下骨鲠,透骨通窍。凤仙子,其性急速"的作用,袁师归纳出该药的特点"通利",用来治疗食管梗阻,肾结石等多种梗阻性疾病。

（3）车前子、土茯苓

车前子通利水湿,土茯苓清化湿浊。配合用于降低血尿酸水平。

（4）丹参、黄精

丹参活血化瘀,黄精补脾气、养阴。该药对可用于治疗肝硬化、高脂血症及脂肪肝患者。

（5）丹参、葛根、川芎

丹参活血化瘀,葛根活血升阳,川芎"上行头目",用于治疗颈椎病。常配合使用桑枝、片姜黄、海桐皮。

（6）乌药、木瓜、防风

乌药疏肝气,防风散脾湿,木瓜化湿和胃,三药合用,具有良好的抗过敏作用,用于治疗肠易激综合征。

(7) 鳖甲、土鳖虫、穿山甲

鳖甲软坚散结,土鳖虫、穿山甲破瘀散结通络,用于治疗肝硬化和多种肿瘤疾病。

(8) 仙鹤草、白及

仙鹤草大补脾气、化瘀止血,白及收敛止血、护膜。用于治疗消化性溃疡、糜烂性胃炎,还具有良好的升高血小板作用。

(9) 鸡骨草、马鞭草

鸡骨草利胆退黄,马鞭草清热解毒、活血利水,配合用于病毒性肝炎的治疗。

(10) 荆芥、防风、赤芍

荆芥、防风解表,赤芍和营,可以收到调和营卫的作用。用于治疗外感风寒夹湿的患者。

(11) 茜草、白芍、阿胶珠

茜草化瘀止血,有良好的止血作用。白芍敛肝止血,阿胶珠养血柔肝止血,为袁师治疗多种出血性疾病尤其是肺部出血的常用药对,收效甚好。

袁师反复教导我们,辨证论治是中医的核心所在,切实提高自己辨证论治的水平,才是学习中医的大道,"世无神奇之方,只有平淡之法,平淡之极,难为神奇",要灵活加减运用成方,切中病机,临床疗效才会提高。以上是跟随袁师门诊中的一些经验总结。

资生丸、半夏泻心汤、柴胡桂枝干姜汤、乌梅丸在慢性腹泻寒热错杂证中的区别运用

慢性腹泻是临床常见病多发病之一,在中医属于"泄泻""久利"等疾病范畴,临床见证大都为寒热错杂,虚实互结,而资生丸、半夏泻心汤、柴胡桂枝干姜汤、乌梅丸均可治疗寒热错杂,虚实互结之久利,合理加减运用这四首成方,可以治疗临床绝大多数慢性腹泻患者。如何区别运用该四方,试述如下。

1. 资生丸

资生丸,出自明代医家缪希雍的《先醒斋医学广笔记》,原名保胎资生丸,组成药物有人参、白术、茯苓、陈皮、山楂、甘草、淮山药、莲子肉、芡实、黄连、炒薏苡仁、白扁豆、白豆蔻、藿香叶、泽泻、桔梗、麦芽。功效:健脾理气,清热化湿。主治"妊娠三月,阳明脉衰,胎元不固。亦治脾胃虚弱,食少便溏,脘腹作胀,恶心呕吐,消瘦乏

力"等症。该方是参苓白术散的加减方,健脾理气化湿的作用更强,加入黄连,使该方具有清热燥湿的作用,更具有临床实用性。该方的重心在脾,用于脾虚湿热之泄泻,胃部病证轻或无,部分患者饮食量可较多。当今社会,经济发达,生活条件好,人们恣食肥甘厚腻,"饮食自倍,肠胃乃伤",痰湿潴留于内,脾胃受损,迁延日久,蕴而化热,湿热羁留,更伤脾胃,遂成脾胃虚弱,湿热内留之证,症见大便溏薄易泻,头身困重乏力,上半身烘热汗出,口干口腻,每至黄梅天气,症状加重,纳差,舌胖大,边见齿痕,苔黄腻,脉濡滑。治疗以健脾胃、化湿热为大法。采用资生丸为主方,进行化裁,对该类患者疗效确切。值得一提的是,临床诸多脂肪肝患者,多见便溏,便次增多,尤其至梅雨季节,症状明显,精神困顿,胸闷脘痞,四肢酸重,大便溏泻,舌暗红,苔黄腻,脉濡滑,正是该方的适应证。如见舌暗者,可加丹参、黄精、泽兰活血化瘀降脂。另外,需要指出的是桔梗在该方中使用的意义,一般大都采用载药上行,培土生金的解释,没有能具体地指出使用该药的目的。桔梗根据《本经》记载:"主腹满,肠鸣幽幽。"《日华子本草》记载:"下一切气,止霍乱转筋,心腹胀痛,消痰,疗喉咽痛。"可见桔梗具有理气、化痰湿、止泻、利咽的功效,印证于临床所见,诸多脾虚患者,由于中焦化源不足、卫气防御作用减弱,易于感受风邪,咽喉乃肺胃之门户,易受邪气侵犯,而出现咽痛不适、痰多症状,而桔梗有良好的利咽祛痰作用,故桔梗用在该方中主要的作用是理气,祛痰湿,利咽。《金匮要略》薯蓣丸中用桔梗意义与之类似。

2. 半夏泻心汤

半夏泻心汤是一张名方,《伤寒论》第149条文"但满而不痛者,此为痞,柴胡不中与之,宜半夏泻心汤",《金匮要略》条文"呕而肠鸣,心下痞者,半夏泻心汤主之"。该方由半夏、黄连、黄芩、干姜、甘草、人参、大枣组成,全方辛开苦降,寒热平调,用治湿热互结之中焦脾胃所致胃痞、呕吐、肠鸣泄泻等病证。湿热阻于中焦脾胃,阻滞气机,则心下痞满;胃气上逆,则见呕吐;湿伤脾气,则大便溏薄。常见症状有:胃胀明显,恶心欲吐,口干,肠鸣,大便溏薄易泻,畏寒,舌红,舌体或胖大,苔黄腻,或白腻罩黄,脉濡或滑。临床具体运用中,可根据寒热的轻重,调整寒热药的量。如大便溏薄易泻,畏寒较重,则加大干姜、党参的用量,减少黄连、黄芩的用量。该方的重心在胃,是治疗胃痞的一张良方。与资生丸比较,两方都可治疗湿热阻滞脾胃,寒热互结,虚实夹杂之腹泻,但半夏泻心汤方治疗的泄泻,脾虚程度较资生丸要轻浅,而胃部症状要重;即使无脾虚泄泻见症,也可使用该方,"湿淫于内,治以苦热""病痰饮者,当以温药和之",湿为阴邪,佐以辛热的干姜,有助于湿邪的消除,但热邪较重时,应减少干姜的药量。而资生丸治疗的泄泻,脾虚泄泻兼证明显,胃部病证轻或缺如。

③ 柴胡桂枝干姜汤

柴胡桂枝干姜汤见于《伤寒论》少阳病篇 147 条:"伤寒五六日,已发汗而复下之,胸胁满微结,小便不利,渴而不呕,但头汗出,往来寒热,心烦者,此为未解也,柴胡桂枝干姜汤主之。"组成药物有柴胡、桂枝、干姜、瓜蒌根、黄芩、牡蛎、甘草。该方为少阳太阴合病,少阳胆火上逆,则见心烦,头汗出,往来寒热,胆火伤阴,则口渴。少阳经气阻滞,则胸胁满微结。寒药误下伤脾阳,太阴虚寒,寒湿内生,则见小便不利。少阳胆火仍重,太阴脾脏已现虚寒,故以柴胡升肝气,黄芩,牡蛎降胆火,桂枝调达肝气,兼温脾阳,干姜、甘草温补脾阳,瓜蒌根养阴止渴,兼治被少阳胆火所灼伤之津液。该方所治的慢性腹泻,应同时兼有胆火上炎之口苦、心烦、汗出、胃部烧灼感。临床所见胆囊切除术后患者,易致胆气上逆,胆火不降犯胃,胃气不降而见口苦、呕恶等症;胆胃不降,肝气不升,易致脾土虚寒,而见大便溏薄、泄泻。治疗原则为升肝气,降胆火,温脾阳。柴胡桂枝干姜汤是治疗胆囊切除术后,胆汁反流而致胆汁反流性胃炎,同时兼见大便溏薄易泻的一张良方。临证应区分少阳胆火,太阴虚寒的轻重,权衡寒热药的比例,才能收效良好。该方主治脏腑为胆、胃、脾。胆胃热,气机不降,脾寒,气机不升。而胆腑病变为根本,故该方归为少阳病。

④ 乌梅丸

乌梅丸见于《伤寒论》条文 338 条:"蛔厥者,乌梅丸主之。又主久利。"乌梅丸在方剂学中被划为驱虫剂,往往被误认为是驱除蛔虫的专方,其实,乌梅丸是厥阴病提纲的主方,厥阴病提纲 226 条,"厥阴之为病,消渴,气上撞心,心中疼热,饥而不欲食,食则吐蛔,下之利不止"。该条文描述的是寒热错杂之病证。乌梅丸为厥阴病之主方,用于治疗上热下寒之久利,疗效甚佳。主要组成药物有乌梅、细辛、干姜、黄连、当归、炮附子、蜀椒、桂枝、人参、黄柏。"厥阴病欲解时,从丑至卯上"。约相当于凌晨 1～7 点,该时间段,阴气重,而阳气少,对应的脏腑病机为阴寒重为本,郁热轻为标。从脏腑辨证的角度,乌梅丸的病机为脾肾虚寒,肝胃郁热,上热下寒。肾阳虚寒,肝木脾土亦寒,则不欲食,下之利不止;肝脾气机不升,郁而上冲心胃,见消渴,善饥,气上撞心等症。治疗原则当温补脾肾,补肝润肝,升达肝郁,降心胃标热。"夫肝之病,补用酸",故以乌梅醋浸,加强其酸性大补木气为君,桂枝升肝温脾,当归润肝,干姜、党参、蜀椒温补脾阳,附子温肾阳,黄连除肝胃之郁热。至于用黄柏者,很有深意,肝气不能上升,则陷于下,下陷生郁热,故以黄柏除之。李东垣在《脾胃论》中也取用黄柏来治疗脾胃虚弱,肝脾气机不升产生的阴火,也许正是从此处得到的启发。后世也把黄柏作为清虚火的常用药物,常用方剂如知柏地黄丸、三才封髓丹等,概发源于此。另外,"肾苦燥,急食辛以润之",附子辛热之剂,可燥竭肾水,以黄柏之寒兼制附子之燥热,与真武汤中附子伍白芍意相当。乌梅丸治疗寒热互结的慢性腹泻,主要见症有腹泻症状较重,可为五更泻,畏寒,纳差,腰酸膝软,口干,反酸,烧心,心胸烦热,舌胖大,苔薄白腻微黄,脉弦虚,有尺脉沉弱。国医大师李士懋教授认为运用乌梅丸的要点有两点:一为脉弦虚无力,二为有肝经寒热错杂症状,可作为临床借鉴。

5. 总结

乌梅丸的病位在肝、脾、肾、胃。而柴胡桂枝干姜汤的病位在胆、脾、胃。乌梅丸是脾肾虚寒,程度较重,肝胃郁热为标,为轻,全方温阳药味多而重。柴胡桂枝干姜汤胆火上炎程度较重,脾脏虚程度轻,故清降胆火药味多而重。当然在临床运用中要权衡上热下寒,邪正虚实程度,灵活运用,合理化裁,才能药与证合,收效良好。

袁士良教授治疗上呼吸道感染三例赏析

上呼吸道感染是一种常见的临床疾病,可见发热咳嗽、咯痰咽痛等多种不适症状,西医治疗主要是抗病毒,防治感染,补液,对症退热等,但抗病毒的疗效不够理想,中医辨证上呼吸道感染疗效显著,辨证得当,可获捷效,且医疗费用低廉。以下介绍跟随袁师学习过程中袁师辨证的三例上呼吸道感染患者,以飨读者。

案一:患者,李某,女,25岁,因"发热,头痛3日"入院,患者高热不退,39.8 ℃左右,头痛较剧,无明显咳嗽咯痰,纳少,寐欠安,二便可,入院后予以抗感染、抗病毒治疗后,患者高热不退,对症退热后,高热旋即又起,头痛,肌肉酸痛,舌红,苔薄黄,脉滑。请袁师会诊,袁师认为患者壮热、肌肉酸痛,属阳明,发热前有恶寒,寒热如疟属少阳,证为少阳阳明合病,方选柴葛解肌汤加减。柴葛解肌汤见于《伤寒六书》及《医学心悟》,方药如下:炒柴胡6 g、葛根12 g、丹皮6 g、生石膏(先煎)12 g、生地10 g、炒黄芩10 g、知母6 g、生甘草3 g、3剂,每日一剂,水煎服400 ml,早晚各200 ml。患者服3剂后旋即热退,巩固治疗三日后出院。

按:袁师运用《伤寒》六经辨证方法,对该患者辨证准确,全方用量轻,符合吴鞠通的"上焦如羽,非轻不举"的原则,生地、丹皮除能清热养阴之外,亦有凉血之功效,有截断防传之效,防止邪气由气分传入血分之意,考虑周全。炒柴胡、黄芩清解少阳之热,石膏、知母、葛根解阳明之邪。生甘草泻火调诸药,效如桴鼓。

案二:患者,周某,男,46岁,"发热、咳嗽、咯痰一周"入院,患者一周前不慎感受风寒,出现发热、咳嗽、咯痰,在当地诊所予抗感染补液治疗后,咳嗽、咯痰好转,但仍低热不退,每逢上午9~10时发热明显,收住入院治疗,经多项检查后仍诊断为上呼吸道感染，症见低热，上午9～10时发热明显，汗出不多，纳少，舌质红，苔薄黄腻，脉濡。初辨为风热外袭，予银翘散加减及西医抗病毒、抗感染治疗5日后热仍不退。请袁师会诊，袁师认为正当夏季暑湿之会，患者低热，汗出不畅，纳少，舌质红，苔薄黄腻，脉濡。辨为少阳湿热之证，方以蒿芩清胆汤加减，方药如下：

青蒿15g、黄芩10g、六一散（包煎）10g、陈皮10g、制半夏10g、茯苓15g、炒枳壳10g、炒神曲10g、生薏仁20g。3剂，水煎服，每日一剂，患者服完一剂后，次日热退。

按：袁师从清化少阳湿热的角度辨治上呼吸道感染，展示了中医辨证论治的灵活性和科学性。袁师从夏季暑湿之气候，结合患者具体症情，辨为少阳湿热证，符合《内经》"必先岁气，无伐天和"之旨。

案三：患者，刘某，男，26岁，平素体质虚弱，易于感冒，至袁师门诊就诊，患者症见神疲乏力，纳少，舌淡，苔薄白，脉弱，袁师认为证属肺脾气虚，予玉屏风散及薯蓣丸加减，方药如下：生黄芪15g、炒白术10g、防风6g、鹿衔草15g、山药20g、炒薏仁15g、党参15g、陈皮6g、白蔻6g。服用一月余，患者精神好转，未再感冒，将上方加减为丸剂，巩固治疗半年，患者体质增强，感冒少作。

按："正气存内，邪不可干"，正气虚馁，易受邪侵，袁师从"薯蓣丸"，以生黄芪、党参、炒白术、山药、炒薏仁补肺脾之气，防风祛散外邪。鹿衔草取自《内经》泽泻饮，有祛风、补肾、止汗、增强免疫力的功效，用于补虚，效果良好，治疗后，采用丸剂巩固善后，符合岳美中先生提出的"治疗慢性病要有方有守"的原则，守方巩固疗效后才能使慢性病逐渐康复。袁师年逾古稀，仍坚持门诊，德艺双馨，临床经验丰富，枚举一二，以飨读者。

袁士良教授治疗杂病经验介绍

1. 肺系

（1）风热感冒夹湿

予桑菊饮加三仁汤。全身症状明显属风热者予银翘散，风寒者予麻黄汤、川芎茶调散。咳嗽，吐白稀痰，畏寒，风寒者，予止嗽散、苏子降气汤。寒热往来，予小柴胡汤。身热不扬，或高热，属湿热者，予蒿芩清胆汤、三仁汤。三阳合并高热头痛者，予柴葛解肌汤，伴便秘者予防风通圣散。扁桃体化脓者予银翘散加大黄。咳嗽痰热蕴肺证，予清金化痰汤。

（2）喘

痰热证予定喘汤合五紫汤加减（丹参、紫菀、紫苏子、紫石英、胡桃肉，证属寒痰，标本同治）。湿热伤阴，可见舌光剥，急性酌加清热化痰及养肺阴药，慢性咳喘予麦味地黄汤加化痰药。如为肾阳虚加五子衍宗丸。肺纤维化咳喘予定喘汤加地龙（清热平喘）、百部、玄参、沙参、麦冬、石斛，干咳、呛咳加黛蛤散30 g，痰多加海浮石。痉咳为气道过敏，加蝉蜕、防风、僵蚕。顽固性干咳可加天浆壳。

（3）干咳

如为肺纤维化予定喘汤；如为鼻后漏综合征导致，予苍耳子散合玄麦甘桔汤、桑菊饮加减；如为变异型哮喘予定喘汤加减；如为慢性咽炎，属阴虚者，予玄麦甘桔汤合六味地黄汤，咽痒加蝉蜕、防风；如为喉源性咳嗽，急性者予桑菊饮，夹湿热予桑菊饮合三仁汤宣肺止咳。

2. 心系

（1）胸痹

症见胸闷，便溏，舌淡，质暗明显，证属脾气虚，内湿阻滞，气滞血瘀，本虚标实，予枳实薤白桂枝汤化痰理气治标，人参汤温阳健脾化湿治本。活络效灵丹、桃仁、红花、香附、郁金、降香理气活血治标，先顾其标，后治其本。病本气虚、阴虚、阳虚；标为痰浊、血瘀、气滞、寒凝、郁热、水饮，标本兼治，心主神明，佐以安神宁心，如酸枣仁、茯神、柏子仁、珍珠母等。

（2）全心衰

症见水肿、喘、尿频、便溏，苔黄腻，前少苔，舌体胖，证属心脾气虚，肝肾阴虚，水饮内停，予黄连温胆汤清化湿热，六味地黄丸合缩泉丸补肾定喘，生黄芪、当归、丹参、桃仁补气活血，车前子、苓桂术甘汤健脾利水，酸枣仁养心安神。心病及肾，水饮内停，故见水肿、喘，需重视补肾法在心系疾病的运用，补肾有偏补肾阴虚、肾阳虚之别。补脾利水如苓桂术甘汤、防己黄芪汤。补脾肾为治本，化湿热、利水饮、活血化瘀为治标，佐以宁心安神。

（3）不寐

痰热证予黄连温胆汤合酸枣仁汤；心脾两虚证予归脾汤；心肾阴虚，予柏子养心汤；痰热阴虚者予黄连温胆汤合柏子养心汤（柏子仁、酸枣仁、玄参、麦冬、生地、当归、茯神、远志、珍珠母、磁石、首乌藤、知母、合欢皮）；脾虚湿热黄连温胆汤合参苓白术散、酸枣仁汤加减；心脾两虚夹湿热者，予归脾汤加黄连温胆汤；心火旺者加栀子豉汤、导赤散；脾胃不和予半夏秫米汤，喜悲伤欲哭属脏燥者合甘麦大枣汤；肝火旺加牡丹皮、夏枯草、黄芩；肝郁者加佛手、香附、郁金；舌暗夹瘀者加丹参凉血化瘀安神；气滞血瘀者可予血府逐瘀汤化瘀安神。

3. 脾胃肝胆病

（1）湿

方可予黄连温胆汤、三仁汤、平胃散、萆薢分清饮、四妙散、藿朴夏苓汤。常用药有郁金、石菖蒲、藿香、佩兰、土茯苓、萆薢、蛇床子、苦参、地肤子、豨莶草、淫羊藿、桑寄生、巴戟天。黄连温胆汤治心脾胃之湿，平胃散苦温燥湿，萆薢分清饮治下焦之湿浊，四妙散治下焦湿热痹证如痛风。三仁汤可治三焦之湿，偏治下焦之湿。藿朴夏苓汤治痓夏多用。

（2）便秘

食少便秘属脾胃虚弱者，治以香砂六君子汤加减，脾虚便秘可重用生白术，可用 20～50 g。便黏难解，腹胀，属痰秘，予三仁汤合木香顺气汤。大便干结，口干，舌红者为脾胃积热，予清胃散合泻黄散。舌红，苔黄腻证属脾胃湿热者可予黄连温胆汤、三仁汤加减。舌红少苔属胃阴虚予增液汤加减，属肾阴虚者予六味地黄丸加减。阳虚者予济川煎、大黄附子汤加减。气虚证予补中益气汤、黄芪汤加减；血虚予润肠丸。肠粘连导致的便秘，见舌暗，可加桃仁、赤芍活血化瘀通便。合并痔疮出血予槐花散。

（3）直肠黏膜脱垂，脱肛

气虚证予补中益气汤，湿热证合芍药汤化裁。

（4）肝病

湿热Ⅰ号方（柴胡、橘叶、黄芩、生山楂、陈皮、茯苓、泽泻、薏苡仁、甘草、平地木、茵陈、垂盆草、丹参、黄精），大便溏薄或泄泻，证属肝郁脾虚，合参苓白术散加减；湿热伤阴，舌红少苔可合一贯煎；肝脾血瘀可加鳖甲、土鳖虫、莪术。癌毒加蛇舌草、半枝莲、莪术、壁虎。肝硬化稳定期予归芍六君子汤合丹参黄精汤加减。利水力强药物：蟋蟀、蝼蛄、河白草。五草汤（马鞭草、夏枯草、紫草、垂盆草、鸡骨草）保肝降酶。马鞭草、野葡萄根、水牛角、苍术清利抗病毒，重用赤芍、丹参活血退黄。注意治脾，固护胃气。

（5）胆囊炎、胰腺炎

一般发展期属肝胆湿热，予柴芩清胆汤加金钱草、郁金、鸡骨草、鸡内金；胆囊息肉加薏苡仁、莪术、赤芍、玄参、牡蛎、浙贝母。胆结石加胆道排石汤，方为金钱草、郁金、鸡内金、枳实、木香、大黄、茵陈、赤芍、虎杖、威灵仙（30 g），重用威灵仙，扩张胆道平滑肌。痛者加金铃子散。便溏者加炒薏苡仁、白术，减少苦寒药。畏寒者加桂枝、干姜。舌红少苔，证属湿热伤阴，合一贯煎加减。肝胆感染重者可合五味消毒饮，加强抗感染，必要时手术治疗。

（6）胁痛

属肝胆湿热者,予柴芩清胆汤;属肝郁气滞者予逍遥散、木香顺气散;脾虚气滞者予参苓白术散加木瓜、白芍、延胡索。术后外伤血瘀者,予血府逐瘀汤,阴虚胁痛予一贯煎。

（7）眩晕、头痛

主要治法为补脾肾,化痰瘀,平肝清肝。乏力,舌淡,苔薄白,脉细弱,证属气虚者,予补中益气汤加减;血虚肝郁者予逍遥散加减;肝肾阴虚加六味地黄丸,阴虚肝旺证加天麻、白蒺藜、钩藤、僵蚕、夏枯草;阴虚风动,血压高可予镇肝熄风汤。痰热者予黄连温胆汤,痰湿者予半夏白术天麻汤,血瘀者加丹参、葛根、川芎、桃仁、地龙。头痛根据部位一般需加引经药,阳明予白芷、知母、石膏;太阳加羌活、川芎;少阳予柴胡、黄芩;少阴加细辛;太阴加苍术;厥阴加吴茱萸。产后风寒头痛予川芎茶调散。肝寒头痛,干呕,吐涎沫,予吴茱萸汤。肾寒头痛予四逆汤。肝阳合痰热,予天麻钩藤饮合黄连温胆汤加减。

4. 肾系

（1）水肿

单侧下肢水肿,舌红少苔,质暗,证属阴虚血瘀,予活络效灵丹加牛膝、车前子、黄芪、葛根、地龙、陈皮。阴水,治以补脾肾、清化湿热、活血化瘀、利水消肿;有外感者,予宣肺利水。便溏、畏寒,属脾气虚寒,予参苓白术散、理中汤。肾虚有阴虚、阳虚之别,阳虚济生肾气,阴虚者济生肾气去附子、肉桂,加知母、黄柏。久病入络可加全蝎、僵蚕虫类通络,加桃红四物汤、鬼箭羽、丹参、益母草、泽兰等化瘀利水。清化湿热可选蛇舌草、荔枝草、青风藤、穿山龙、蒲公英、六月雪、荠菜花等,泄浊可予土茯苓、牡蛎、制大黄等,化湿可选豆蔻、砂仁、藿香、佩兰、苍白术、薏苡仁,血尿可选大小蓟、地榆、槐花、仙鹤草、茜草、紫草、紫珠草、墨旱莲等。尿蛋白属脾肾两虚证,可加山药、芡实、金樱子收涩。补肾可选枸杞子、首乌、桑葚、生熟地、女贞子、墨旱莲、黑豆衣、楮实子、续断、杜仲、桑寄生、牛膝、淫羊藿、菟丝子、巴戟天等温润之品。利水可予五苓散、五皮饮、车前子、玉米须、葫芦瓢等。

（2）劳淋

一般属肾虚湿热证,予知柏地黄汤加萹蓄、瞿麦、草薢、车前草、甘草、薏苡仁、黄柏、栀子。

（3）夜尿、尿频

肾阴虚者予六味地黄合缩泉丸,肾阳虚予五子衍宗丸、桑螵蛸散。脾气虚予补中益气汤;心烦不寐,苔黄腻合黄连温胆汤。淋证尿频应清利湿热。比较容易忽视的是肝经郁热,足厥阴肝经"循前阴,绕阴器",足厥阴肝经疏泄太过,则小便频数,可予龙胆泻肝汤;如肝脾血虚气滞,予丹栀逍遥散;不寐而尿频,属精神性尿频,治疗不寐为主。前列腺增生导致的尿频予补肾固涩、清利湿热、活血化瘀。

（4）遗精

脾虚湿热下注,参苓白术散合萆薢分清饮,加金樱子、芡实;君相火旺予黄连清心饮、知柏地黄汤加减;脾肾两虚,精关不固予金锁固精丸。

（5）前列腺炎,前列腺增生

证属肾虚湿热瘀阻,予六味地黄汤合滋肾通关丸加蛇舌草、龙葵、黄芪、桃仁、当归、萆薢、牛膝、车前子;肾阳虚予五子衍宗丸加减。尿潴留加蝼蛄、蟋蟀、大黄（通大便以利小便）。

5. 气虚津液疾病

（1）消渴

脾胃湿热型,予黄连温胆汤合三仁汤;脾虚湿热合参苓白术散;阴虚予知柏地黄丸;胃热合玉女煎;夹血瘀者加鬼箭羽、桃仁、葛根、丹参。

（2）口干

脾虚予参苓白术散,肾阳虚予肾气丸,肾阴虚予六味地黄丸,胃阴虚予沙参麦冬汤,脾胃积热予清胃散,脾胃湿热予黄连温胆汤、三仁汤,脾虚湿热予黄连温胆汤合参苓白术散,上热下寒、厥阴消渴予乌梅丸。阴虚者滋阴少效,可少加附子阳中求阴。瘀血阻滞口干,予血府逐瘀汤、温经汤。

（3）汗

阴虚湿热,予黄连温胆汤合知柏地黄汤,或当归六黄汤;痰热证,予黄连温胆汤;湿热重者予黄连温胆汤合三仁汤;脾虚湿热予黄连温胆汤合参苓白术散。阴虚火旺予知柏地黄汤合牡蛎散。阳气虚自汗(汗出身冷),予玉屏风散、桂枝加龙骨牡蛎汤、芪附汤。气虚湿热予玉屏风散加黄连温胆汤。颈椎病导致神经失调,而周身汗出,予血府逐瘀汤。

（4）高脂血症

予黄连温胆汤,加决明子、泽泻、山楂、荷叶、丹参、黄精、茵陈、绞股蓝。

（5）内伤发热

气虚予补中益气汤,痰热证予黄连温胆汤,阴虚予知柏地黄汤,气虚痰湿予升阳益胃汤。

（6）血液病

虚证可予归脾汤、六味地黄丸、五子衍宗丸(肾藏精生髓,重视补肾),夹瘀者予活血化瘀,旧瘀不去,新血不生;急性期,属血热妄行,可予黄连阿胶汤、犀角地黄汤;热毒盛者可加黄连解毒汤;气虚两燔者予清瘟败毒饮。

（7）慢性疲劳综合征

气虚证予补中益气汤；气血两虚补中益气汤加当归、白芍；气阴两虚予补中益气汤加六味地黄汤；阳气虚予补中益气汤加三仁汤；湿热合脾肾阳虚证予乌梅丸；脾虚湿热证予黄连温胆汤加参苓白术散或者升阳益胃汤；湿困脾阳予三仁汤加藿朴夏苓汤；瘀血阻滞予活络效灵丹、丹参、葛根、川芎。

（8）瘀血致病

瘀血可导致失眠（脑供血不足）、汗（颈椎病导致自主神经失调）、下肢厥冷（气血运行不畅）、纳差（胃肠供血不足）、经行癫狂（气血凝滞脑气）、出血（瘀血阻滞，血不循经）。

6. 肢体经络疾病

（1）痹证

重视活血化瘀通络法，常用活络效灵丹加味。扶正如培补肝肾如六味地黄汤、独活寄生汤。补益脾胃气阴如黄芪建中汤、益胃汤等。湿热者加四妙散。腰痛加桃仁、续断、牛膝、桑寄生。颈椎病加葛根、丹参、川芎、桃仁。肩周炎加片姜黄、海桐皮、桑枝、羌活。下肢疼痛加牛膝、木瓜、老鹳草、虎杖。肢体麻木加鸡血藤、丹参。

（2）痉颤

平肝熄风，常用钩藤、炒僵蚕、白芍、全蝎、蜈蚣、珍珠母等。脾虚予参苓白术散健脾，湿热予四妙散清化湿热，瘀血活血化瘀，阴虚肝旺予镇肝熄风汤。

（3）痿证

湿热下注，予加味二妙散（苍术、黄柏、牛膝、薏苡仁、防己、当归、龟板、萆薢）；肾阴虚，予虎潜丸（知母、黄柏、熟地黄、龟板、白芍、陈皮、干姜、锁阳）；肾阴阳两虚予地黄饮子，此方治疗中风后遗症及脊髓空洞症有效；气虚予补中益气汤或者参苓白术散；血瘀予补阳还五汤。

7. 五官科疾病

（1）口臭

脾虚湿浊，予香砂六君子汤；脾胃湿热，予黄连温胆汤、藿香、佩兰、厚朴、茵陈、枸橘；脾胃积热证予清胃散；胃热伤阴予玉女煎；阴虚湿热予玉露饮。幽门螺杆菌（HP）感染导致，可行根除 HP 治疗；牙龈炎及龋齿需口腔科治疗。

（2）口疮

舌尖为主，便溏，"溃疡专主脾胃"，予参苓白术散、导赤散（去生地，加黄连、升麻）。阴虚火旺予知柏地黄汤，血热者合犀角地黄汤。脾虚湿热证予黄连温胆汤和参苓白术散。脾胃积热者,予清胃散合泻黄散。脾胃湿热予黄连温胆汤和三仁汤。舌边疼痛,有肝火者加夏枯草、栀子、黄芩。痤疮辨证同口疮,色素沉积者合当归芍药散、丹参、桃仁、红花活血化瘀。热毒重者加五味消毒饮,脓头多者加浙贝母、桔梗、鱼腥草、枳壳排脓,脓久不溃者加皂角刺。肝郁化火夹湿予丹栀逍遥散加减,柴胡加龙骨牡蛎汤亦可。

(3)过敏性鼻炎

便溏,遇冷则发,肺脾两虚证,予参苓白术散、玉屏风散、苍耳子散合方;舌红,苔薄黄,属肺热,予黄连温胆汤合苍耳子散;肺肾阴虚,予麦味地黄汤合苍耳子散。可加墨旱莲 30 g、蝉蜕、防风抗过敏。

(4)唇炎

脾虚湿热夹风,予资生丸加蝉蜕、防风、当归、白芍养血活血(治风先治血,血行风自灭);脾胃积热,予清胃散合泻黄散;舌红,少苔,阴虚,予沙参麦冬汤加减。

(5)耳鸣

痰热予黄连温胆汤;肾阴虚予耳聋左慈丸;气虚予益气聪明汤;心脾两虚者予归脾汤加减;脾肾两虚予参苓白术散合六味地黄丸加减。久病多瘀,加丹参、葛根、川芎、穿山甲等活血化瘀,石菖蒲、葛根升清开窍常可加入。心火旺者予导赤散、白茅根、黄连。肝火者予龙胆泻肝汤,肝阳者予天麻钩藤饮、镇肝熄风汤。

(6)咽炎

阴虚火旺,予玄麦甘桔汤合六味地黄丸,有黏痰加浙贝母,咽红者加连翘。痰气郁结:小柴胡汤合半夏厚朴汤;湿热者予黄连温胆汤合玄麦甘桔汤,腹泻合参苓白术散,胃胀反酸合香砂六君子汤。心火予导赤散。肝火予加夏枯草、牡丹皮、栀子、白蒺藜、珍珠母、石决明。利咽予木蝴蝶、诃子、藏青果、青果橄等。舌暗加赤芍;咽痒加蝉蜕、防风;咽干加玄参、麦冬、石斛;痰多加桔梗、贝母;咽痛加连翘、射干;胸闷加厚朴、苏梗、郁金、枳壳、木香;咽喉不利加木蝴蝶、桔梗;肝郁加四逆散;脏燥,咽异物感加甘麦大枣汤。

(7)干眼症

合并腹泻,予参苓白术散加六味地黄丸加减,肝脾肾三补。湿热重加三仁汤。可加石斛养阴明目,眼热痛加夏枯草清肝火,佐防风等风药引药上行头目。

8. 妇科疾病

(1)乳腺增生

口疮,不寐,月经量少,舌红少痰,证属肝肾阴虚,痰气郁结,予逍遥散合六味地黄丸、消瘰丸加减。痛者加橘叶、香附、延胡索、夏枯草疏肝理气,散结止痛。成药可选小金丹。

（2）痛经

月经血块多，色暗，小腹冷痛，畏寒，经行易泄，为寒凝腹痛，予温经汤和逍遥散。气滞加味乌药汤。血瘀予琥珀散（琥珀、刘寄奴、蒲黄、丹皮、赤芍、当归、三棱、莪术、肉桂、熟地黄、黑豆、菊花）化瘀止痛，方中当归、熟地黄养血补肾，丹皮、赤芍清血热；血得温则行，肉桂温血寒；诸痛痒疮，皆属于心，予琥珀安神；熟地、黑豆补肾治本；菊花清热平肝止痛以心肝肾同治。湿热加红藤败酱散。虚证有脾胃虚弱、气血两虚、肾虚失养证。上热下寒证多见，舌红，苔黄腻，小腹冷痛，月经暗少，寒热并用。

（3）崩漏

暴崩宜补宜涩，久漏宜清宜通，暴崩气虚不固证予固冲汤合十灰散加减，阴虚血热者予清热固经汤加减（龟牡藕草两地胶，栀子黄芩棕地榆）。久漏血热者予清热固经汤，气虚者予固冲汤加减。血块量多者，加失笑散、三七、血余炭、茜草化瘀止血。病情稳定后，结合中药调周法治疗。

（4）带下

脾虚带下，予完带汤；湿热带下，偏脾虚者予易黄汤（山药、芡实、白果、车前子、黄柏），湿热重者予红藤败酱散、萆薢、黄柏、蛇床子、苦参、椿根皮。湿热伤阴，予知柏地黄汤加红藤败酱散加减。带下清稀量多，属脾肾两虚，予健固汤（人参、茯苓、薏苡仁、白术、巴戟天）。可酌加金樱子、芡实、鸡冠花收涩止带。

（5）调经

中药调周法结合辨证论治为主。调周一般分三期服药，经后期予归芍地黄汤；经中期予加味五子衍宗丸；经前期予逍遥散或经前方（桃仁、红花、鸡血藤、益母草、柏子仁、牛膝、当归、赤芍、白芍、泽兰、香附、枳壳）。

9. 皮肤科疾病

（1）湿疹

予三仁汤合萆薢分清饮，兼脾虚者合参苓白术散。风湿热郁于营分，见面部过敏，为风疹，予消风散。

（2）黄褐斑

肝肾阴虚血瘀，予知柏地黄汤、当归芍药散加防风白芷；脾虚者予参苓白术散合当归芍药汤。气滞血瘀予逍遥散加减。红花祛斑效好。

（3）隐疹

常用消风散，脾虚合香砂六君子汤、参苓白术散；阴虚血热者予知柏地黄汤合犀角地黄汤加减；气血虚弱予当归饮子。抗过敏中药有徐长卿、白蒺藜、蝉蜕、防风、地龙、僵蚕、乌梅、柴胡、墨旱莲、紫草、豨莶草等。

（4）脱发

阴虚内热予六味地黄汤加苍术、防风、白芷；湿热予黄连温胆汤加薏苡仁、苍术、熟地、白芷、防风。另神应养真丹也为效方（四物汤加天麻、羌活、木瓜、菟丝子、茯苓、泽泻）。

医

案

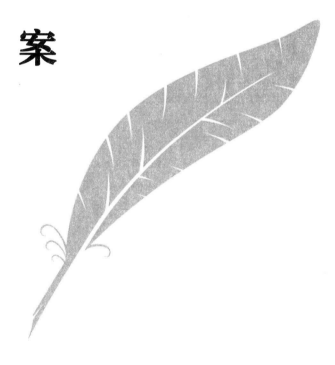

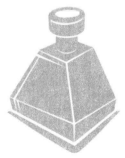

谨守病机

一、内科医案

1. 肺系

(1) 感冒（风寒表实证）

患者,女,32岁,恶寒发热,无汗,头痛,咳嗽时作,痰不多,咽不红,苔薄白腻,脉浮紧,辨为风寒表实证,治以发汗解表,宣肺止咳,方以麻黄汤合川芎茶调散。方药如下：炙麻黄6g、桂枝10g、炒苦杏仁10g、炙甘草3g、川芎6g、荆芥10g、防风10g、细辛3g、白芷10g、薄荷6g、羌活10g,3剂,水冲服,日一剂。患者1服,夜间汗出,次日热退头已不痛,咳嗽偶作。3剂全身轻松,平素之便秘亦好转。

按:时值严冬,不慎感受风寒,发热恶寒,头痛,无汗,咽不红,为风寒表实,可选麻黄汤解表散寒,头痛明显合川芎茶调散加强祛风散寒止痛。患者为痰湿之体,故舌苔白腻,痰湿阻滞肠道气机,故大便黏腻不爽,肺与大肠相表里,麻黄汤宣肺,风能胜湿,荆芥、防风、羌活、白芷祛风燥湿,便秘不爽自解。风药能通能行,辛以润之,羌活、细辛有通便之功。如便秘久服寒凉通腑,阳气亏虚,寒湿便秘,可用大黄附子细辛汤或麻黄附子细辛汤,辛温通阳,精气畅行,肠腑自通,此辛以润之之理。曾忆张锡纯用大承气汤通便未下,后加威灵仙而通,润肠丸(大黄、桃仁、当归、麻仁、羌活),泻黄散(栀子、石膏、藿香、防风、甘草)可见风药通行,在治疗便秘中广泛使用。另外,察舌看脉,需了解患者平素体质舌脉情况,方能明辨新病,不可拘泥。该患者苔白腻,为痰湿之体,并非为风寒夹湿证。如患者脾胃积热,可导致舌红苔黄,但患者肾阳亏虚,如下肢厥冷,夜尿频多等,不可清热而不顾肾阳虚,需并用。如患者为胃阴虚,近日伤食,可见舌红,苔腐腻,则非湿热证,而是阴虚夹湿证。脉象有六阴六阳之脉,更应结合患者平素脉象,综合四诊,客观辨证分析,不可草率。

(2) 感冒（少阳病）

患者,感受风寒,咽痛不适,稍感咽痒,傍晚时感恶寒,入夜则高热,伴胸闷,心烦,先予银翘散,再予麻黄汤,均不效,后予柴胡桂枝汤,大汗出后,热退。

按:"寒热往来","胸胁苦满","心烦","少阳中风,但见一证便是,不便悉俱"无汗,咽痒,太阳表证未尽,此少阳太阳合病,柴胡桂枝汤对证立效。

(3) 感冒（少阳病）

患者,女,27岁,不慎感受风寒,乏力,两侧头痛明显,鼻流清涕,恶心欲吐,无发热,无明显恶寒,舌偏红,苔薄白,脉浮数,辨为风寒袭表,传经少阳,治以和解少阳,兼散太阳风寒,方以小柴胡汤加味。方药如下:柴胡18 g、黄芩10 g、炒党参10 g、姜半夏6 g、甘草3 g、生姜6 g、大枣10 g、防风10 g,2 剂。患者1服,夜间汗出,次日未发热,无头痛,无恶心欲吐。感冒已愈。

按:时值严冬,不慎感受风寒,无明显畏寒发热,唯鼻流清涕,太阳风寒余邪,两侧头痛,恶心欲吐为邪传少阳之象,少阳太阳合病,少阳为主,可选柴胡桂枝汤加减,患者无明显恶寒发热,太阳邪轻,故以小柴胡汤和解少阳,加防风发散太阳风寒。

(4) 咳嗽(风寒犯肺)

患者,陈某,女,病毒性肺炎经治好转出院后,咳痰,咽痒,色白,量中等,舌淡红,苔白腻,隐紫,脉细滑,袁师辨为寒痰阻肺,方以苏子降气汤加味。方药如下:苏子10 g、陈皮10 g、姜半夏10 g、当归10 g、前胡10 g、桂枝10 g、茯苓15 g、姜厚朴10 g、甘草3 g、桔梗6 g、连翘6 g、防风10 g、浙贝母10 g、丹参15 g,10 剂,水煎服,日一剂,二诊咳痰好转。

按:咳嗽者风热犯肺者居多,袁师大都以加味桑菊饮辨治。该患者咳吐白泡沫痰,舌淡,隐紫,苔白腻,寒痰阻肺,方选苏子降气汤化痰降气,桔梗、甘草利咽,防风祛风止痒,浙贝母化痰,丹参、当归活血化瘀。

(5) 咳嗽(风热夹湿)

患者,男,47 岁,咳嗽咽痒,少痰,舌红,苔黄腻,脉滑,辨为风热犯肺,痰热内蕴,治以疏风散热,清化痰热。方药如下:蝉蜕6 g、防风10 g、炒牛蒡子10 g、薄荷6 g、桔梗6 g、甘草3 g、炒苦杏仁10 g、桑叶10 g、鱼腥草30 g、黄芩10 g、紫苏子10 g、瓜蒌皮12 g、浙贝母10 g、陈皮6 g、茯苓15 g、知母10 g,7 剂,水煎服,日一剂。3 剂后,咽痒咳嗽明显好转,黄腻苔渐化,7 剂后,咳嗽不显。

按:风热犯肺,肺气失宣,痰热内蕴,以桑菊饮疏散风热,清金化痰汤清化痰热,全方蝉蜕、防风、牛蒡子、薄荷、桑叶疏风散热利咽,桔梗、甘草化痰利咽,炒苦杏仁、紫苏子、瓜蒌皮、浙贝母、陈皮、茯苓化痰降气,鱼腥草、黄芩、知母清肺热养阴。

(6) 咳嗽(风热犯肺)

患者,朱某,男,44 岁,感冒,咳嗽,咽痒,咳吐少量黄痰,无明显气喘,纳可,寐尚安,舌偏红,苔黄腻,脉滑。辨为风热夹痰证,治以疏风解表,清热化痰。方药如下:桑叶10 g、桔梗6 g、连翘12 g、炒苦杏仁10 g、甘草6 g、蝉蜕10 g、防风10 g、黄芩10 g、姜半夏10 g、鱼腥草30 g、苏子10 g、桑白皮10 g、款冬花10 g、射干10 g、浙贝母10 g,7 剂,水煎服,日一剂。二诊,咳嗽好转,加牛蒡子10 g。

按:袁师认为感冒大都为风热证,即使为风寒证,也会很快化热,大多采用桑菊饮加减治疗,芦根无鲜品,可不用,无恶寒发热,去薄荷。蝉蜕、防风祛风止痒,痰热明显,加黄芩、桑白皮、鱼腥草清肺热,姜半夏、苏子、款冬花、浙贝母清热化痰,射干、牛蒡子清热利咽。如咳嗽不显,畏寒、发热明显,可用银翘散。

(7)咳嗽(外寒内热)

患者,宋某,女,66岁,受凉后则干咳,喷嚏连连,畏寒,舌暗红,苔黄腻,脉弦滑,既往有颈椎病史,证属外寒内热,治以疏散风寒,内清湿热,方以止嗽散加减。方药如下:紫菀10 g、蜜百部10 g、陈皮10 g、炙甘草5 g、桔梗6 g、荆芥10 g、防风10 g、蝉蜕10 g、炒僵蚕10 g、紫苏子10 g、杏仁10 g、薏苡仁15 g、桂枝10 g。7剂,水煎服,每日一剂。二诊:咳嗽好转,加赤芍10 g、白蒺藜10 g、黛蛤散清肝止咳,7剂。三诊:干咳,畏寒好转,口腔溃疡,去黛蛤散,加细辛3 g、白残花10 g、徐长卿15 g,10剂。

按:肝火湿热内蕴,肺气虚寒不能卫外,无痰,以止嗽散去温化寒痰的白前,加苏子祛风止咳,蝉蜕、僵蚕祛风抗过敏,桂枝、细辛温肺气,舌暗加赤芍、桂枝,有桂枝汤调和营卫之意,白蒺藜、黛蛤散清肝止咳,白残花清热治口腔溃疡,杏仁、薏苡仁化湿,徐长卿化湿理气抗过敏。

(8)咳嗽(肺胃同病)

患者,陈某,女,48岁,感冒后咳嗽不止,每日下午3～4点,干咳无痰,无咽痒,咽稍红,大便1周1次,稍干,左小腿隐痛,脉滑实有力,苔薄黄腻,此阳明不能通降,邪热犯肺,治以宣肺清肺,通腑。方药如下:玄参10 g、桔梗10 g、甘草6 g、桑叶10 g、薄荷6 g、连翘15 g、牛蒡子10 g、炒僵蚕10 g、杏仁10 g、浙贝母10 g、紫苏子10 g、厚朴10 g、瓜蒌子12 g、牛膝10 g、木瓜10 g,7剂,水煎服,每日一剂。二诊患者诉三剂后,已无咳嗽,大便每日1～2次,溏薄,臭。随访,患者大便每日1～2次,无不适。

按:仿宣白承气汤之意,宣肺清肺,化痰通腑,桑叶、连翘、薄荷、牛蒡子宣肺清肺,桔梗、僵蚕、贝母、杏仁宣肺化痰,玄参、甘草清肺养阴,紫苏子降气化痰,厚朴、瓜蒌子降气化痰湿通腑,牛膝、木瓜化湿缓筋,牛膝引气血火下行,咳喘也可用,见柳宝怡《惜余医案》。日晡则发,湿热壅于阳明也,承气汤之日晡潮热,燥屎积滞,邪热内蕴。麻杏苡甘汤之日晡加重,湿化热也,湿热阻滞阳明,大便不通。薏苡仁清湿热,麻黄宣肺发表,杏仁宣肺化痰湿通便。湿热阻滞阳明导致日晡加重的机理是相通的。

(9)喘证(肺肾阴虚,痰湿蕴肺)

患者,老年男性,既往有慢性支气管炎史,先咳嗽少痰,畏寒,色白,质黏难以咯出,动则气喘汗出,双下肢轻度水肿,舌光红无苔,脉细滑无力,辨为肺肾阴虚,兼夹气虚痰阻,治以补肺肾阴,益气化痰。方药如下:生地黄15 g、山药15 g、山茱萸15 g、泽泻15 g、茯苓15 g、牡丹皮6 g、五味子6 g、车前子15 g(包煎)、紫菀10 g、款冬花10 g、丹参15 g、地龙10 g、炒白术10 g、防风10 g、北沙参10 g、麦冬10 g、石斛15 g、太子参15 g，10剂，水煎服，每日一剂。

按：喘证后期肺病及肾，多为阳气亏虚，但肺肾阴虚也不少见。本案以麦味地黄汤合石斛，养阴纳气平喘，太子参、炒白术、防风益气健脾，紫菀、款冬花、丹参、地龙化痰清热平喘。紫菀、紫苏子、紫丹参、紫石英、紫衣胡桃肉方名五紫汤，为袁师治疗慢性支气管炎常用方，该案阴虚有热，故去紫石英、紫衣胡桃肉之温热，而加地龙清热解痉平喘，紫菀、款冬花也为化痰之常用药对。慢性支气管炎可进展为肺气肿、肺心病，故用紫丹参活血化瘀，截断病理进程，治未病。

（10）肺间质肺炎（痰热蕴肺）

患者，女，53岁，间质性肺病，咳嗽，咯痰，舌红，苔黄腻，脉滑，辨为痰热证，方以定喘汤加减。方药如下：蜜麻黄10 g、款冬花10 g、姜半夏10 g、桑白皮10 g、炒苦杏仁10 g、苏子10 g、甘草6 g、蝉蜕10 g、金荞麦30 g、射干10 g、黄芩10 g、防风10 g、地龙10 g、僵蚕10 g、陈皮6 g、炒枳壳10 g、茯苓10 g、黛蛤散30 g、桔梗6 g、薏苡仁30 g、郁金10 g、浙贝母10 g、丹参15 g、南沙参10 g、北沙参10 g，10剂，水煎服，每日一剂。

按：袁师治疗间质性肺炎大都采用定喘汤加减，定喘汤清热化痰定喘，金荞麦、射干、浙贝母、黛蛤散、桔梗清热化痰，郁金、薏苡仁、茯苓、陈皮、枳壳理气化湿，蝉蜕、防风祛风解痉，僵蚕、地龙祛风化痰通络，丹参活血化瘀，南北沙参养阴。

（11）气胸后胸痛（气滞血瘀夹痰）

患者，林某，青年男性，气胸恢复后感胸闷，胸痛，咽中有痰，舌暗，苔薄白腻，脉弦细，证属气滞血瘀夹痰，治以理气活血化瘀，佐以化痰，方以血府逐瘀汤加香附10 g、郁金10 g、薏苡仁30 g、浙贝母10 g。

按：术后容易留瘀，瘀血阻滞气机，则胸闷腹胀，咽中有痰为兼证，故以血府逐瘀汤、香附、郁金理气活血化瘀止痛，薏苡仁、浙贝母化痰湿治疗兼证。

（12）肺癌（痰热蕴肺，癌毒内结）

患者，男，70岁，原发性肺癌，现感咳嗽，偶有胸痛不适，舌淡红，苔薄黄腻，脉滑，痰热蕴肺证，治以清热化痰，解毒散结。方药如下：炒黄芩10 g、桔梗6 g、茯苓10 g、连翘15 g、浙贝母10 g、南沙参10 g、北沙参10 g、炒苦杏仁10 g、炒紫苏子10 g、桑白皮10 g、鱼腥草30 g、蛇舌草30 g、预知子30 g、郁金10 g、炒枳壳10 g、射干10 g、蝉蜕10 g、生薏苡仁30 g、天龙6 g、莪术10 g、延胡索15 g、姜厚朴10 g、珍珠母30 g、牡蛎30 g、炒谷麦芽各15 g，10剂，水煎服，每日一剂。患者治疗后，病情尚平稳。

按：肺癌的基本病机为痰瘀阻肺，阴伤气耗，治疗大法为化痰祛瘀，解毒散结，养阴益气。该患者痰热蕴肺，络气不和，全方以黄芩、桑白皮、桔梗、连翘、炒苦杏仁、苏子、浙贝母、生牡蛎、珍珠母、枳壳、厚朴、生薏苡仁、茯苓清肺化痰,射干、蝉蜕清热利咽,蛇舌草、鱼腥草、天龙、莪术、预知子、延胡索、郁金清热解毒,理气活血散结抗癌,南北沙参养阴益气,炒谷麦芽消食。

2. 心系

（1）胸痹（脾虚湿阻,气滞血瘀）

患者,老年女性,胸闷,便溏,舌质暗明显,苔薄白腻,脉细弱,证属脾虚湿阻,气滞血瘀,本虚标实,治气化痰理气化瘀,健脾化湿,方予活络效灵丹加桃仁 10 g、红花 10 g、香附 10 g、郁金 10 g,理气活血治标,先顾其标,后治其本。

按:胸痹大都为本虚标实,《金匮要略》条文以枳实薤白桂枝汤化痰理气治标,人参汤温阳健脾化湿治本。病本有气虚、阴虚、阳虚,病标有痰浊、血瘀、气滞、寒凝、郁热、水饮,急性发作期应"先治其标,后顾其本",稳定期一般标本兼治,佐以安神宁心。本案瘀阻较剧,以活络效灵丹、桃仁、红花、香附、郁金理气活血化瘀治标,改善症状,稳定后应标本兼治,补脾益气化湿祛瘀为法,气虚血瘀是冠心病较为多见的证型。

（2）全心衰（心脾气虚,肝肾阴虚,湿热阻滞,水饮内停）

患者,郑某,老年男性,双下肢水肿,气喘,动则加重,便溏,尿频,舌暗红,体胖,苔黄腻,前少苔,脉滑,证属心脾气虚,肝肾阴虚,湿热阻滞,水饮内停,治以清化湿热,活血利水,补心脾肾,方以黄连温胆汤合六味地黄丸、缩泉丸加生黄芪15 g、炒当归 10 g、丹参 15 g、桃仁 10 g、车前子 20 g(包煎),合苓桂术甘汤温阳利水,酸枣仁养心安神。经治后气喘不显,水肿消退,症情平稳。

按:心病及肾,心肾两虚,水饮内停,故水肿,喘满,"肾主纳气"治本应重视补肾法的运用,补肾有补肾阴肾阳之别,补益心脾肾治本,化湿热,化瘀利水治标,宁心安神是佐用。"诸湿肿满,皆属于脾",化痰湿应重视健脾益气,以消生痰之源,常以温胆汤为主方。该案以黄连温胆汤清热化湿,酸枣仁安神宁心,六味地黄丸、缩泉丸补肾,生黄芪、车前子、苓桂术甘汤补脾气,助心阳,利水消肿,炒当归、丹参、桃仁活血化瘀。

（3）扩张型心肌病（心肾阳气亏虚,痰湿瘀滞,心神不安）

患者,男,56 岁,胸闷,畏寒,乏力,爬楼时感气喘,寐欠安,舌暗,苔薄白腻,脉细弦,证属心肾阳气亏虚,痰湿瘀滞,心神不安,治以瓜蒌皮 10 g、薤白 10 g、法半夏 10 g、桂枝 10 g、炒党参 15 g、炒白术 10 g、炒山药 20 g、苏木 10 g、丹参 15 g、鸡血藤 30 g、红景天 10 g、茯神 10 g、炒酸枣仁 15 g、盐补骨脂 10 g,10 剂,水煎服。患者服用后,气喘即不显。

按:"胸痹心中痞气,气结在胸,胸满,胁下逆抢心,枳实薤白桂枝汤主之,人参汤亦主之"，枳实薤白桂枝汤病机为寒痰阻滞气机，治标；人参汤病机为脾胃阳虚气滞治本。此案标本同治，以瓜蒌皮、薤白、法半夏化痰宽胸，丹参、鸡血藤、苏木、红景天活血化瘀，炒党参、桂枝、炒白术、炒山药、盐补骨脂，温补脾肾，纳气平喘，茯神、炒酸枣仁养心安神。人参、苏木名二味参苏饮，用于气虚血瘀的心衰，红景天补气化瘀有良好的养心作用。

（4）冠心病（阴虚血瘀）

患者，男，62岁，心脏搭桥后，再行冠脉支架植入术，现感胸闷不适，乏力，口干，舌红，少苔，质暗，脉细数，辨为气阴两虚，瘀阻心脉，治以补气养阴，活血化瘀。方药如下：生地黄15 g、山药10 g、山茱萸12 g、泽泻6 g、茯苓10 g、牡丹皮6 g、北沙参10 g、玄参10 g、太子参15 g、麦冬10 g、瓜蒌皮10 g、郁金10 g、枳壳10 g、丹参15 g、葛根15 g、三七6 g、柏子仁10 g，10剂，水冲服，每日一剂。

按：冠心病病理性质本虚标实，痰浊、瘀血、气滞、寒热、郁热为标，气阴两虚，阳虚为本，治疗切不可过度辛香理气而伤正气。该证舌红少苔，乏力明显为气阴两虚，质暗为瘀阻心脉，故以生脉地黄汤益气养阴治本，瓜蒌皮、郁金、枳壳宽胸理气；丹参、葛根、三七化瘀通脉；柏子仁一以养心安神，一以润肠通便，缓解心脏压力。

（5）颈动脉斑块（痰瘀互结）

患者，中年女性，颈动脉体检B超示：双层颈动脉斑块，苔黄腻，舌质暗，脉滑，证属痰瘀互结，治以活血化瘀，化痰益气。方药如下：生黄芪15 g、三七6 g、丹参15 g、当归10 g、红花6 g，冲服，服药共1年，后颈动脉B超示斑块消失。

按：颈动脉斑块是脂质代谢异常形成，袁师取法补阳还五汤，以黄芪补气化瘀，丹参、当归、红花、三七活血化瘀，三七、丹参还有降血脂的功效，尤其是三七，曾有一患者，甘油三酯高达13 mmol/L，服三七粉三个月后，甘油三酯恢复正常。

（6）颈动脉斑块（湿瘀阻滞证）

患者，女，53岁，体检发现颈动脉粥样硬化，舌淡红，苔薄黄腻，脉滑，辨为湿瘀阻滞证，治以清化湿浊，活血化瘀。方药如下：三七粉1.5 g，益母草15 g，水冲服，每日2次。上方服用数月，复查，B超示动脉斑块明显减少。

按：颈动脉斑块西医主要予他汀类药物治疗，严重时可放置支架治疗。袁师根据补阳还五汤原理，先以黄芪、三七、益母草、丹参、绞股蓝等活血降脂。无气虚，予三七、益母草，二药既能活血化瘀，也有良好的降脂作用，坚持服用，可起到消除斑块的效果。

（7）胸闷合并胃痞（痰热夹瘀）

患者，池某，老年女性，胸闷，胃痞，嗳气，舌质暗，苔黄腻，脉滑有力，既往有颈椎病史，证属痰热夹瘀，治以清化化痰，理气祛瘀，方以黄连温胆汤、木香10 g、厚朴10 g、薏苡仁30 g、丹参15 g、郁金10 g、香附10 g、苏梗10 g、瓜蒌皮10 g，5剂，水煎服,每日一剂。二诊胸闷明显好转,感背冷,去苏梗,加杏仁10 g、葛根20 g、桃仁10 g、川芎6 g、桂枝6 g。

按:痰热阻滞则见胸闷脘痞,以黄连温胆汤、小陷胸汤、薏苡仁、厚朴、杏仁清热化痰,木香、香附、苏梗、郁金理气,丹参活血化瘀,痰热渐化后,加葛根、桃仁、川芎、桂枝温阳活血化瘀。

(8) 胸闷(痰瘀阻滞)

患者,吴某,老年女性,颈椎、腰椎疼痛,胸闷,口干,大便干,苔黄腻,舌暗红,脉弦滑,既往有胰腺囊腺瘤术史。证属痰瘀阻滞,先治以清热化痰理气后胸闷稍好转,后加重,以活血化瘀,颈椎、腰椎疼痛好转,胸闷也明显好转,方以黄连温胆汤、莱菔子15 g、香附10 g、瓜蒌皮10 g、苏梗10 g、桃仁10 g、郁金10 g、牛膝10 g、葛根20 g、乳香6 g、没药6 g、续断10 g、伸筋草10 g、百合20 g、金钱草20 g,前后调治2个月,诸症不显。

按:该案以黄连温胆汤、瓜蒌皮、郁金清热化痰,莱菔子理气化痰通便,香附、苏梗疏肝理气,葛根、伸筋草、牛膝、桃仁、续断、乳香、没药活血化瘀止痛,百合养阴止渴,金钱草清利肝胆湿热。该患者胸闷主要为瘀血所致,而非痰湿。始悟《金匮要略》条文"病人胸满,唇痿舌青,口燥,但欲漱水不欲咽,无寒热,脉微大来迟,腹不满,其人言我满,为有瘀血"。瘀血阻滞气机可导致胸满腹满。

(9) 不寐(心脾两虚,痰热互结)

患者,不寐,汗出多,面色萎黄,纳少,便溏,舌偏红,苔黄腻,脉细滑,证属心脾两虚,痰热互结,治以清化湿热,补益心脾,方以黄连温胆汤合归脾汤。

按:汗出,舌红,苔黄腻,为痰热;便溏,纳少,为脾胃虚弱;面色萎黄,纳少,为气血亏虚。黄连温胆汤清化湿热,归脾汤补脾气,养心血,安神,用于气血亏虚,湿热内蕴,心神不安。如无血虚征象,以黄连温胆汤合参苓白术散加养心安神。

(10) 不寐(阴虚火旺)

患者,女,48岁,夜寐差,口干,夜间欲饮凉水始安,急躁易怒,便干,舌红无苔,脉细弦,辨为肝肾阴虚,心肝火旺,治以养阴补肾,清热安神,佐以化痰。方以黄连阿胶汤合柏子养心汤加减。方药如下:黄连3 g、阿胶10 g、炒白芍15 g、黄芩10 g、生地黄10 g、玄参10 g、麦冬10 g、炒酸枣仁15 g、珍珠母30 g(先煎)、茯神10 g、合欢皮15 g、夜交藤30 g、石斛15 g、知母10 g、炒枳壳6 g、姜竹茹6 g、夏枯草10 g、佛手6 g,10剂,水煎服,每日一剂。药后,口干不显,夜寐安,大便通畅,然食欲不振,上方去生地黄、夏枯草、珍珠母、黄芩,加炒谷麦芽各20 g、炒陈皮6 g。

按:肝肾阴虚于下,心肝火旺,上扰心神,火热易灼津为痰,故以黄连、黄芩、知母、夏枯草清心肝火热,佛手疏肝理气,阿胶、生地、玄参、麦冬、石斛养阴,酸枣仁、珍珠母、茯神、夜交藤、合欢皮养心镇肝安神,炒枳壳、姜竹茹清热化痰。寒凉滋腻碍胃,二诊,去阿胶、生地黄、夏枯草、珍珠母、黄芩苦寒滋腻,加炒谷麦芽、炒陈皮健胃消食。

(11) 不寐合并口疮(心肝火旺,痰热互结)

患者,老年女性,不寐,心烦易怒,舌尖生疮,大便干,苔黄腻,脉弦,证属心肝火旺,痰热互结,治以清心肝火,清热化痰,方以黄连温胆汤合酸枣仁汤加合欢皮15 g、珍珠母30 g、佛手10 g、炒莱菔子15 g、生地黄15 g、淡竹叶10 g、甘草6 g、连翘10 g、人中白10 g、牛膝10 g、瓜蒌皮10 g,水煎服,每日一剂。二诊寐转安,舌尖疮痊愈。

按:舌尖生疮为心火,治以导赤散;易怒、脉弦肝火,苔黄腻为痰热,故以黄连温胆汤合酸枣仁汤清化痰热,养心安神。合欢皮解郁安神,珍珠母重镇安神,佛手疏肝理气,莱菔子理气化痰通便,生地黄、淡竹叶、生甘草(导赤散)清心火,连翘清心火,人中白咸寒润下为治疗口疮效药,牛膝引火下行,瓜蒌皮"善解懊侬,涤痰除饮"。

(12) 不寐(痰热扰心,肾元亏虚)

患者,女,55岁,不寐,胃胀不适,轻度反酸,夜尿频多,舌红,苔黄腻,脉滑,辨为痰热扰心,肾元亏虚,治以清热化痰安神,补肾缩尿。方药如下:黄连3 g、姜半夏6 g、炒陈皮6 g、茯苓15 g、甘草3 g、炒枳壳10 g、姜竹茹6 g、木香10 g、太子参15 g、炒白术10 g、炙甘草6 g、炒酸枣仁15 g、知母10 g、牡丹皮10 g、薏苡仁30 g、瓦楞子15 g、首乌藤30 g、山药15 g、益智仁10 g、菟丝子10 g、覆盆子10 g、白芍15 g、当归10 g,10剂,水煎服,每日一剂。二诊,症情好转。

按:黄连温胆汤清化痰热,木香、六君子汤、瓦楞子、牡丹皮清热理气和胃,酸枣仁汤、首乌藤、当归、白芍养血安神,山药、益智仁、菟丝子、覆盆子补肾缩尿。

(13) 嗜睡(痰热伤阴,肺热痰阻)

患者,女,嗜睡,舌红,咽喉不适,苔薄黄腻,苔少,脉细数,证属痰热伤阴,肺热痰阻,治以清热化痰,养阴安神,清肺利咽,方以黄连温胆汤合柏子养心汤、玄麦甘桔汤、浙贝母10 g、连翘15 g。

按:痰热阻滞,肾精亏虚,髓海失养,故嗜睡,另外脾虚湿困,气血亏虚,阳虚,瘀血阻滞也可导致嗜睡。

(14) 郁病(气郁化火,痰热内扰)

患者,女,48岁,因其姐突然死亡,受到惊吓,感胸胁气窜动感,气上冲头顶,严重时感呼吸困难,烦躁不安,大便量少而难解,口中异味明显,舌淡,苔黄腻,脉弦滑,证属气郁化火,痰热内扰,治以清热化痰,疏肝清火,方以柴胡加龙骨牡蛎汤加黄连温胆汤、礞石滚痰丸加减。方药如下:柴胡10 g、黄芩10 g、太子参10 g、姜半夏10 g、甘草6 g、龙骨30 g、牡蛎30 g、茯苓15 g、大黄6 g、珍珠母30 g、青礞石

15 g、沉香 2 g、黄连 3 g、炒枳壳 10 g、姜竹茹 6 g、陈皮 10 g、合欢皮 15 g、郁金 10 g、佛手 10 g,7 剂,水煎服,每日一剂。上方加减,患者心情平静,诸症消退。

按:气窜动感,为肝气郁滞,口中异味,苔黄腻,痰热之象。大便不畅气郁也。柴胡加龙骨牡蛎汤疏肝理气清热化痰,黄连温胆汤和礞石滚痰清化痰热。肝气郁滞,痰气郁结,蕴而化热轻者可选用黄连温胆汤加越鞠丸加减。

(15)厥证(湿热下注)

患者,男,74 岁,患者感下肢湿冷,如浸凉水,上半身汗出较多,口干腻,纳减,大便可,舌红,苔白厚腻罩黄,脉滑数,辨为湿蕴化热,治以清热化湿。方药如下:黄连 3 g、姜半夏 10 g、姜竹茹 6 g、茯苓 15 g、炒枳壳 10 g、炒陈皮 6 g、炒苦杏仁 10 g、豆蔻 6 g、厚朴 10 g、木通 6 g、滑石 20 g、萆薢 15 g、石菖蒲 10 g、泽泻 10 g、薏苡仁 30 g、郁金 10 g、藿香 10 g、葛根 15 g,10 剂,水煎服,每日一剂。二诊,下肢冷感好转,汗出好转。

按:湿热下注,阳气被遏,气血不通,湿重则厥重,日久蕴而化热,则上半身汗出。湿在经络,则大便不溏。黄连温胆汤合三仁汤清化湿热,萆薢、石菖蒲、郁金、藿香加强清热理气化湿,泽泻利湿,葛根升举脾胃阳气,生津止渴。如大便溏薄,可合参苓白术散加减。

(16)厥证(湿热下注)

患者,林某,女,53 岁,惟感双下肢发凉,每至夏日则发,冬天则无,乏力,胸闷,纳尚可,寐可,舌红,苔黄厚腻,脉濡。辨为湿热下注证,予三仁汤合四妙丸加减。方药如下:炒苍术 15 g、炒黄柏 10 g、生薏仁 20 g、川牛膝 10 g、苦杏仁 10 g、白豆蔻 6 g、厚朴 10 g、通草 6 g、六一散 15 g(包煎)、淡竹叶 10 g、木瓜 10 g、当归 10 g、桃仁 10 g、川牛膝 10 g,10 剂,水煎服,每日一剂。

按:厥证包含两种含义:一是突然昏厥,不省人事。《素问·大奇论》"暴厥者,不知与人言"。二指四肢逆冷。《素问·厥论》"寒厥之为寒也,必从五指而上于膝",《伤寒论·厥阴篇》中指出"厥者,阴阳气不相顺接也"。本文所论厥皆为后者。湿热之邪致病,症情多变,可蒙于上,流于下,阻于中,蕴于表,无处不到,阻滞阳气,不能温煦,则见畏寒。不可错认寒证,治以温药,致阳气更闭,应遵叶天士"通阳不在温,而在利小便"之旨,清化湿热,湿热得清,阳气得宣,厥冷自除。该案中患者症情盛夏则作,盖此时湿热蕴蒸最盛,人处气交之中,多感受湿热之气,合于素体之湿,则病作。袁师采用三仁汤合四妙丸清化湿热治湿热之本,当归、桃仁、牛膝活血宣痹治标。袁师指出三仁汤和四妙丸可治下焦之湿热,而黄连温胆汤治中上之湿热更效。

(17)厥证(瘀血阻滞证)

患者,王某,男,42 岁,感双下肢发凉,膝盖尤甚,无疼痛感,无明显畏寒怕冷感,纳可,寐尚安,二便可,舌暗,苔薄白,脉涩。辨为瘀血阻滞证,予活络效灵丹加减。方药如下:丹参15 g、炒当归10 g、乳香6 g、没药6 g、桃仁10 g、红花6 g、炙甘草6 g、葛根15 g、地龙10 g、川怀牛膝各10 g、炙黄芪15 g,10剂,水煎服,每日一剂。

按:该病西医一般诊断为骨性关节炎,疼痛明显时可予非甾体抗炎药对症止痛。该患者仅感双下肢发凉,袁师认为该疾病和颈椎病、腰椎病、腰部筋膜炎治疗有共同之处,都以活血化瘀为治疗的重心,配以祛风除湿、补益肝肾等,收效良好。活络效灵丹出自张锡纯《医学衷中参西录》一书,"此方于流通气血之中,大具融化气血之力,治内外疮疡,心腹四肢疼痛,凡病之由于气血凝滞者,恒多奇效"。"腿痛加牛膝",袁师临床中治疗瘀血阻滞的疼痛诸症,选用该方加减,疗效甚佳。瘀血阻滞除引起疼痛的症状,尚会阻滞阳气,导致局部的怕冷感。治病求本,瘀化络通,瘀血去,则冷感即除。若不求根本,治以祛风除湿,补益肝肾之药,则临床少效。该方中乳香、没药用量不宜太大,一般6 g左右,用量过大,会引起呕吐。葛根是袁师习用之通络除痹之药,配合地龙虫类通络及桃红活血化瘀效果更强。加炙黄芪,则取法补阳还五汤,益气通络化瘀而不耗伤人体正气。

(18)厥证(肾阳虚寒)

患者,刘某,男,73岁,感畏寒,双下肢寒甚,寐时需用多层衣物包裹,尚不觉温暖,然舌偏红,苔薄黄腻,脉弦紧。初据舌象,辨为湿热内阻,阳气失宣,予清化湿热,疏调气机少效,后虑患者年迈,双下肢酷冷,脉弦紧,辨为肾阳亏虚,予温肾散寒,肾气丸加减,月余而愈。方药如下:制附片15 g、肉桂6 g、熟地10 g、山萸肉10 g、山药20 g、泽泻10 g、茯苓15 g、干姜6 g、炒白术10 g、鹿角胶15 g、肉苁蓉15 g、淫羊藿15 g、巴戟天15 g、杜仲15 g、菟丝子10 g、炒当归10 g。

按:该案之肢厥实为肾阳亏虚之虚寒证。患者体丰,嗜肥甘厚味,痰湿蕴于脾胃,久而化热,故见舌红,苔黄腻之热象,然患者年迈,双下肢冷甚,真阳虚衰为重,故清化脾胃中湿热为病标,扶元阳之衰,方为治本之法。《素问·标本病传论篇》指出:"病发而有余,本而标之,先治其本,后治其标;病发不足,标而本之,先治其标,后治其本""间者并行,甚者独行""言标本者,易而勿及""知标本者,万举万当,不知标本,是谓妄行"。该患者"病发不足",肾阳虚衰,下肢厥冷,先治脾胃湿热之标,后治肾阳虚衰之本,脾胃湿热的祛除,有利于肾阳的温补,如同膏方之开路方。袁师可谓知标本者。

(19)厥证(血虚寒厥)

患者,王某,男,52岁,四肢发凉,手脚皮肤呈暗紫色,曾至上海某医院就诊,考虑神经脱髓鞘病变,久治少效。至袁师处求诊,症见手脚皮肤暗紫,发凉,舌淡紫,苔薄白,脉细弦,考虑血虚寒厥,治以养血散寒,活血通脉,以当归四逆汤和阳和汤加减治疗,40余剂而愈。方药如下:炒当归10 g、桂枝10 g、吴茱萸3 g、赤芍15 g、桃仁 10 g、红花 6 g、葛根 15 g、地龙 10 g、细辛 3 g、炙甘草 6 g、通草 6 g、熟地 10 g、鹿角胶 15 g、炮姜 6 g、肉桂 6 g、麻黄 6 g、白芥子 6 g。

按：神经脱髓鞘是比较少见的疾病之一，目前发病机制不清，治疗困难。袁师利用中医理论辨治该疾病，成功地治愈了该患者。当归四逆汤出自《伤寒论》，"手足厥寒，脉细欲绝者，当归四逆汤主之""若其人内有久寒者，宜当归四逆加吴茱萸生姜汤"，该方的病机为血虚肝寒，经脉凝滞。厥阴经脉之寒显然与少阴之寒有明显的区别，前者表现为寒滞经脉之手足厥寒，而少阴病有脏腑阳气严重受损的表现。阳和汤出自王洪绪的《外科证治全生集》："治鹤膝风，贴骨疽，及一切阴疽。"《外科真诠》："阴毒血虚者用之。"马培之对该方评价："此方治阴证，无出其右，用之得当，应手而愈。"袁师灵活选用该方联用当归四逆汤，治疗该案的"阴证"，取得佳效，拓宽了该方的运用范围。

3. 脾胃

（1）反流性食管炎伴慢性咽炎（湿热伤阴）

患者，吴某，老年女性，胃镜：反流性食管炎，反酸，烧心，便秘，胸骨后堵塞感，咽干，口干，舌红，苔黄腻，脉弦滑有力，证属肝胃郁热，痰热阻肺伤阴，治以清肝和胃，疏肝理气化痰，清肺养阴，方以黄连温胆汤、半夏厚朴汤、瓜蒌皮子各 10 g、莱菔子 15 g、决明子 15 g、香附 10 g、蒲公英 15 g、麦冬 10 g。二诊，胸骨后堵塞感好转，咽干明显，加木蝴蝶 6 g、北沙参 10 g、射干 10 g、连翘 10 g。三诊，咽干明显好转，症情明显好转。

按：此种慢性咽炎与胃食管反流有关，称为反流相关性咽炎，也是临床比较常见的咽炎类型，治疗必须标本兼顾，肺胃同治，黄连温胆汤清肝化湿和胃，香附疏肝理气，蒲公英清肝，香附、蒲公英为治疗肝胃郁热反酸的常用药对。半夏厚朴汤化痰理气，为慢性咽炎的常用方，瓜蒌皮清热化痰，宽胸理气，瓜蒌子、莱菔子、决明子清热通便，麦冬养阴。二诊加木蝴蝶清肺利咽，北沙参养肺阴，连翘、射干清肺热利咽。

（2）反流性食管炎（脾虚湿热夹瘀）

患者，周某，青年男性，反酸，胸骨后疼痛，口干，便溏，舌淡红，苔薄黄腻，脉弦滑，证属脾虚湿热，肺胃不和，治以泄肝合胃，理气祛瘀。方药如下：黄连 3 g、吴茱萸 1 g、姜半夏 10 g、陈皮 10 g、茯苓 15 g、炒枳壳 10 g、炒白芍 15 g、瓦楞子 30 g、香附 10 g、蒲公英 15 g、麦冬 10 g、仙鹤草 30 g、炒薏苡仁 30 g、丹参 15 g、砂仁 3 g、郁金 10 g、浙贝母 10 g。二诊，症情好转，口干明显，上方加南沙参 15 g。

按：脾胃虚弱，湿热内生，肝胃郁热，灼伤肺阴，气滞血瘀，瘀热互结，戊己丸（黄连、吴茱萸、炒白芍）清肝养肝泄肝，二陈汤、枳壳降气和胃，香附、蒲公英疏肝理气，清肝止酸，瓦楞子、浙贝母止酸，麦冬养肺阴，丹参、砂仁、郁金降气祛瘀止痛，佐仙鹤草、炒薏苡仁健脾止泻。

（3）反流性食管炎（脾虚湿热，痰气交阻）

患者，老年男性，胸骨后堵塞感，进食时无感觉，多次胃镜检查：浅表性胃炎，胸部CT未见明显异常，心电图正常，感反酸，便溏，怕冷，舌淡红，苔薄黄腻，脾虚湿热，痰气交阻，治以泄肝和胃，健脾化湿。方药如下：黄连3g、吴茱萸2g、瓦楞子30g、法半夏10g、陈皮10g、茯苓15g、柴胡6g、牡蛎30g、丹参15g、砂仁3g（后下）、郁金10g、枇杷叶15g、降香10g、仙鹤草15g、炒薏苡仁30g，10剂，水煎服，每日一剂。二诊，堵塞感明显好转，黄连3g、吴茱萸2g、瓦楞子30g、半夏10g、陈皮10g、茯苓15g、香附10g、蒲公英15g、丹参15g、砂仁3g（后下）、郁金10g、苏梗10g、枳壳10g、仙鹤草15g、炒薏苡仁30g、钩藤10g（后下）、炒白芍15g，10剂，水煎服，每日一剂。加服雷贝拉唑，一次10mg，一日两次。

按：反流性食管炎易导致食管后堵塞感，中医认为痰气、瘀交阻导致，以左金丸二陈汤泄肝和胃，瓦楞子制酸，柴胡疏肝，牡蛎平肝降逆，丹参、砂仁、郁金、枇杷叶、降香降气活血，仙鹤草、炒薏苡仁健脾化湿。反流性食管炎常加西药抑制胃酸，提高疗效。二诊，加白芍柔肝，钩藤平肝清肝，枳壳降胃，香附、蒲公英疏肝清肝制酸。

（4）反流性食管炎（阴虚痰气郁结）

患者，见不寐，反酸，咽喉不适，舌红，少苔，证属阴虚痰气郁结，治以养阴益胃，方以沙参麦冬汤合启膈散加减。

按：反流性食管炎常见证型有痰气郁结、肝胃不和、肝胃郁热、胃阴亏虚、脾胃虚弱等证。痰气郁结主方半夏厚朴汤，阴虚痰气郁结选启膈散、麦门冬汤加减。肝气犯胃选柴胡疏肝散、逍遥散加减，肝胃郁热证选左金丸加减，脾胃虚弱加香砂六君子汤。

（5）胃食管反流病（肝胃郁热，胃气上逆，湿热中阻，脾胃虚弱，肺经有痰）

患者，周某，老年男性，反酸，嗳气频频，严重时有食物上逆，咽中有痰，便溏，苔薄黄腻，脉弦细，证属肝胃郁热，胃气上逆，湿热中阻，脾胃虚弱，肺经有痰。治以清肝疏肝，镇肝降胃，清化湿热，健脾止泻，清肺化痰。方药如下：黄连3g、姜半夏10g、陈皮10g、茯苓15g、瓦楞子30g、炒白芍15g、海螵蛸20g、柴胡6g、香附10g、栀子6g、蒲公英15g、桔梗10g、浙贝母10g、仙鹤草15g、炒薏苡仁30g、煅代赭石15g。二诊，上逆感明显好转。

按：肝胃不和，肝气上逆较重者，代赭石为镇胃良药，黄连、蒲公英、栀子清肝，小剂量柴胡、香附疏肝（肝喜条达），炒白芍泄肝柔肝，二陈汤化湿和胃降逆，瓦楞子、海螵蛸制酸，仙鹤草、炒薏苡仁健脾止泻，桔梗、浙贝母清肺化痰热，乌贼骨合浙贝母名乌贝散，为制酸药对。

（6）反流性食管炎（气阴两虚，肝胃不和）

患者，何某，中年男性，既往有反流性食管炎病史，较长时间服用PPI（质子泵抑制剂),现感胃胀,口干,便干,舌淡胖,少苔,脉细弦,证属气阴两虚,肝胃不和,治以补脾养阴,疏肝和胃。方药如下:太子参15 g、麦冬10 g、石斛15 g、百合20 g、乌药10 g、枳壳10 g、生白术10 g、炒薏苡仁15 g、炒白芍15 g、炙甘草5 g、佛手10 g、炒莱菔子15 g,7剂,水煎服,每日一剂。二诊,口干好转,大便通畅,加瓦楞子30 g、白及10 g、紫苏梗10 g,后睡眠欠安加合欢皮15 g、首乌藤30 g、炒酸枣仁15 g,纳差加炒谷芽20 g、六神曲15 g,食管病变加石见穿15 g。

按:反流性食管炎患者后期常表现为阴虚证,脾胃虚弱是诸多脾胃疾病发病的病理基础,反流性食管炎早期常表现为肝胃郁热,后期灼伤胃阴,表现为胃阴虚,该患者以麦冬、石斛、百合、白芍养胃阴,乌药、枳壳、佛手、莱菔子、苏梗疏肝理气,太子参、白术、炒薏苡仁补脾化湿,甘草和胃。瓦楞子、白及制酸护膜。石见穿清热化瘀,可治疗胃、食管的异型增生、肿瘤性疾病。

(7)反流性食管炎(肝胃郁热伤阴)

患者,陈某,老年男性,75岁,反酸烧心较剧,口干口苦,情绪急躁,大便稍干,纳可,舌红,苔薄黄而干,脉弦。证属肝胃郁热伤阴,胃镜:反流性食管炎。初以雷贝拉唑、铝镁加口服,烧心好转不显,后加用清肝泻火,病情明显好转,改方为黄连温胆汤加栀子、蒲公英、牡丹皮、薏苡仁、白术、藿香、木香,则感反酸加重。方药如下:青皮6 g、陈皮6 g、泽泻10 g、牡丹皮6 g、栀子10 g、炒白芍10 g、浙贝母10 g、黄连3 g、吴茱萸3 g、蒲公英15 g、麦冬10 g。

按:反酸有寒有热证,热证居多,多为肝胃郁热证,偏肝火者,以化肝煎加减,如见嘈杂反酸,苔黄腻,为湿热,可以黄连温胆汤加减或左金二陈汤加瓦楞子、白及。一为肝火犯胃,一为胃中湿热,临证需分清。

(8)反流性食管炎(肝胃郁热,阴伤夹瘀,脾胃虚弱)

患者,谢某,反酸不适,大便稍溏,舌暗红,苔黄腻,脉弦滑,辨为肝胃郁热,阴伤夹瘀,脾胃虚弱。方药如下:黄连3 g、姜半夏10 g、炒陈皮10 g、茯苓15 g、炒枳壳10 g、姜竹茹6 g、吴茱萸3 g、煅牡蛎30 g、柴胡6 g、太子参10 g、炒白术10 g、当归10 g、丹参10 g、枸杞子10 g,7剂,水煎服,每日一剂。二诊,反酸好转,大便溏薄,每日一次,减牡蛎、吴茱萸、柴胡、当归、枸杞子、丹参,加牡丹皮10 g、瓦楞子30 g、郁金10 g、浙贝母10 g、白扁豆10 g、藿香10 g、仙鹤草15 g。三诊,感反酸加重,再予一诊方。

按:部分反流性食管炎患者,可同时伴有脾胃虚弱,但治疗早期,应先治标,清降肝胃郁热,阴伤者,佐以养阴。待郁热解除后,方可补益脾胃,二诊甘温补益脾胃较早,故反酸加重。

(9)反酸(脾胃阳虚,肝胃郁热)

患者,青年女性,反酸,胃胀,便溏,怕冷,苔薄黄腻,舌质偏红,脉弦细弱,证属脾胃阳虚,肝胃郁热,治以补脾胃阳气,佐以清热化湿,仿黄连汤,方以香砂六君汤加黄连3g、干姜5g、吴茱萸3g、仙鹤草30g、炒薏苡仁30g、香附10g、枳壳10g,7剂,水煎服,每日一剂。二诊,症情明显好转。

按:反酸,怕冷,便溏为脾胃阳虚,内生湿热则见反酸,苔薄黄腻,脾胃阳虚加重,湿热轻,故仿黄连汤意,以香砂六君汤、干姜、仙鹤草、炒薏苡仁温补脾阳,香附、枳壳理气除胀,黄连、吴茱萸清化肝胃湿热制酸。

(10)胆汁反流性胃炎(肝郁脾虚)

患者,付某,青年女性,口苦,晨起明显,便溏,寐差,苔薄黄腻,脉细弦,证属肝郁脾虚,治以疏肝利胆,健脾和胃,方以小柴胡汤合四逆散、香砂六君汤、广藿香10g、金钱草15g、炒薏苡仁30g。二诊,睡眠、口苦等好转,大便溏薄,加焦楂曲各15g、玫瑰花10g。三诊,便溏好转,加香附、郁金疏利肝胆。

按:"邪在胆,逆在胃",胆附于肝,以小柴胡汤、四逆散疏肝利胆,补脾和胃,香砂六君汤健脾化湿和胃,广藿香、薏苡仁、焦楂曲化湿止泻,金钱草、郁金化湿利胆,玫瑰花、香附疏肝理气。肝胆得疏利,口苦、睡眠皆好转。可见肝郁化火扰心是不寐的一个常见证型。肝胆不疏,湿热中阻为标,脾虚为本,此标本同治。

(11)胆汁反流性胃炎(脾虚胆逆)

患者,女,53岁,胃痞不适,既往有胆囊切除术史,胃镜:胆汁反流性胃炎,口微干,不苦,纳可,大便可,舌淡,苔薄腻微黄,脉细弱,辨为脾胃虚弱,胆热上扰,治以健脾和胃,疏肝利胆清热。方药如下:太子参10g、炒白术10g、茯苓15g、炙甘草3g、姜半夏6g、炒陈皮10g、木香10g、砂仁3g(后下)、炒枳壳10g、柴胡6g、炒薏苡仁20g、炒白芍15g、瓦楞子20g、炒黄芩6g,7剂,水煎服,每日一剂。二诊,胃痞好转,原方继服7剂,随访,胃痞轻度。

按:胆汁反流性胃炎,"邪在胆,逆在胃",胆火不降,火不暖土,中土虚寒,胆汁术后的患者,可导致胆汁反流性胃炎与慢性腹泻并现的表现,胆火、胃热盛于上,脾气虚寒于下,上热下寒。该患者中脏虚寒明显,胆胃热轻微,故以香砂六君子汤、炒薏苡仁健脾化湿,四逆散疏肝利胆,瓦楞子、黄芩清胆热。

(12)胆汁反流性胃炎(脾胃虚弱,胆气上逆)

患者,仲某,女,23岁,感上腹部胀满疼痛不适,稍感腰酸,胃镜:胆汁反流性胃炎,西医予抑酸,保护胃黏膜,促胃动力后症情未见好转,要求中药治疗,症情上腹部胀满而痛,嗳气稍作,舌胖,苔薄白腻,大便稍溏,脉细弦,辨为脾胃虚弱,胆气上逆,方以香砂六君子汤和四逆散加减。方药如下:柴胡6g、炒白芍10g、炒枳壳6g、木香6g、炒党参10g、炒白术10g、茯苓10g、炙甘草6g、炒陈皮6g、姜半夏6g、砂仁3g、炒白扁豆10g、山药10g、仙鹤草30g、续断10g、降香6g。7剂,水煎服,每日一剂。二诊,胃脘胀痛明显好转,大便转干,稍感腹胀,二诊上方加莱菔子 10 g 理气消食除胀。

按：胆汁反流患者部分可见到脾虚胆逆证，重视健脾和胃降逆，部分湿热见证明显患者，清化湿热后不适症状加重，理应重视健脾和胃为主，佐以清化湿热，理气降逆。该患者脾虚明显，以香砂六君子汤、炒白扁豆、山药、仙鹤草健脾理气化湿，四逆散疏肝利胆，降香降气和胃。部分寒热错杂患者可选用半夏泻心汤。

（13）混合反流（肝胆不疏，肺经痰热）

患者，苗某，青年女性，口苦明显，稍感反酸，咽部堵塞感，咳吐少量黄痰，容易急躁，苔黄腻，脉弦滑，证属肝胆不疏，肺经痰热，治以疏肝清胆利湿，清肺化痰，方以柴芩清胆汤加金钱草 15 g、郁金 10 g、广藿香 10 g、薏苡仁 30 g、厚朴 10 g、玄参 10 g、桔梗 10 g、连翘 15 g、浙贝母 10 g、瓦楞子 30 g，7 剂，水煎服，每日一剂。二诊，症情好转，紧张时咽部不适明显，大便溏薄，苔薄净，舌体胖，有齿印，治以柴芩清胆汤加桔梗 10 g、木蝴蝶 6 g、紫苏梗 10 g、仙鹤草 15 g、炒薏苡仁 30 g、炒党参 15 g、山药 20 g。经治后病情稳定。

按：该患者为混合反流，胆汁反流为主，脾虚为本，湿热为标，木曲直作酸，邪在胆，逆在胃，胆附于肝，肝胆不疏，则口苦、反酸。以柴芩清胆汤、金钱草、郁金清化肝胆湿热，藿香、薏苡仁、厚朴化湿理气，玄参、桔梗、连翘、浙贝母清肺利咽化痰，瓦楞子、浙贝母制酸。二诊，湿热渐清，加仙鹤草、党参、山药补脾治本，柴芩清胆汤、紫苏梗清利肝胆湿热，桔梗、木蝴蝶清肺理气化痰利咽。此先标后本，肝胆、肺兼治，以治胆为主。

（14）混合反流（脾胃虚弱，肝胆郁热）

患者，向某，中年女性，胃脘胀痛，口苦，口酸，大便溏薄，舌体胖大，苔薄净，脉细弦，证属脾胃虚弱，肝胆郁热，治以健脾和胃，清疏肝胆湿热，方以香砂六君汤合四逆散，加香附 10 g、蒲公英 15 g、郁金 10 g、合欢皮 15 g、葛根 20 g，7 剂，水冲服，每日一剂。二诊，口苦，口酸，胃胀明显好转，大便稀溏，去蒲公英、白芍、郁金，加仙鹤草 30 g、山药 20 g、六神曲 15 g。

按：该患者脾胃虚弱之本明显，肝胆湿热之标不重，故以香砂六君子汤健脾化湿和胃治本，四逆散、郁金疏肝利胆，葛根止泻，香附、合欢皮、蒲公英疏肝清肝制酸。此标本同治，肝胆并调。

（15）胃痉挛（肝郁化火，湿热中阻）

患者，刘某，18 岁，父母离婚，情绪刺激，紧张、不寐，胃胀，阵发性绞痛，舌红，苔黄腻，脉弦，证属肝郁化火，湿热中阻，治以清化肝胃湿热，疏肝理气，解郁安神。方药如下：黄连温胆汤合逍遥散加炒白芍 30 g、柏子仁 10 g、炒酸枣仁 15 g、合欢皮 15 g、木香 10 g、瓦楞子 30 g。二诊，胃痛未作，胃胀不显，寐安。

按：胃痉挛大都与寒冷、情绪刺激有关，尤以年轻女性多发，以黄连温胆汤清化肝胃湿热,逍遥散疏肝解郁,重用白芍、甘草柔肝缓急止痛,木香理气除胀,合欢皮解郁安神,炒酸枣仁、柏子仁养心安神,瓦楞子制酸。重在治肝,清肝火,疏肝气,缓肝急,安心神。

(16)胃痛(气滞血瘀)

患者,老年女性,胃胀,刺痛,大便稍干,舌淡,苔薄黄腻,脉细弦,证属气滞血瘀,治以疏肝理气,活血止痛,方以柴胡疏肝散加延胡索 20 g、瓜蒌皮 10 g、红花 6 g、莱菔子 15 g、蒲公英 15 g、茜草 10 g、醋五灵脂 10 g,7 剂,水煎服,每日一剂。二诊,胃胀、胃痛好转。

按:胃痞,刺痛,脉弦,证属气滞血瘀,柴胡疏肝散疏肝理气,莱菔子理气化痰通便,蒲公英清肝胃止痛,瓜蒌、红花化痰活血止痛,对胸胃痛都有效果,延胡索、五灵脂、茜草理气活血止痛。

(17)胃痛(肝胃不和,痰热内扰)

患者,吴某,女,54 岁,慢性胃炎病史。胃脘胀痛,痛连两胁,胸闷嗳气,嗳气痛缓,偶作失眠,口苦稍干,苔黄腻,舌质红,脉濡。证属肝胃不和,痰热内扰。治以清化痰热,疏肝和胃,方以黄连温胆汤加减。方药:黄连 3 g、炒陈皮 6 g、茯苓 10 g、姜半夏 10 g、炒枳壳 10 g、姜竹茹 6 g、煅瓦楞子 15 g、牡丹皮 6 g、木香 10 g、佛手 10 g、蒲公英 15 g、炒谷芽 15 g、炒麦芽 15 g、炒酸枣仁 15 g、首乌藤 15 g。

按:胃痛总的病机可分为两大类,不通而痛,不荣而痛。邪气阻滞,胃气阻滞,不通而痛;胃气虚弱,阴液亏虚,不荣而痛。邪气者,食积、寒邪、气滞、郁热、痰湿、瘀血。正虚者,阳气与阴液的亏虚。邪盛则予消积,散寒,理气,化痰利湿,清解郁热,活血化瘀;虚者予温补阳气,滋养胃阴。然虚实寒热每多错杂,“五脏相关,移皆有次”,脏腑互相传变相兼,治疗上有标本缓急,临证自当权衡。该案痰热为急,“太阴之主,先苦后甘,佐以所利,资以所生”。故先清化痰热,兼安心神,痰热得以清化后,则补益脾胃巩固疗效。

(18)胃痛(脾胃虚弱,湿热内生,肝胃不和)

患者,女,52 岁,胃脘胀痛不适,嗳气频频,舌淡,苔黄腻,脉细弦,辨为脾虚湿热,肝气犯胃,治以健脾和胃,清化湿热,方以黄连温胆汤和香砂六君子汤合香苏散加减。方药如下:黄连 3 g、姜半夏 10 g、炒陈皮 10 g、茯苓 15 g、炒枳壳 10 g、姜竹茹 6 g、木香 10 g、炒白术 10 g、甘草 5 g、砂仁 3 g、太子参 10 g、香附 10 g、苏梗 10 g、枇杷叶 15 g、柿蒂 15 g,7 剂,水煎服,每日一剂。二诊明显好转。

按:脾胃虚弱,湿热内生,肝胃不和。香砂六君子汤健脾理气和胃,黄连温胆汤清化湿热,香苏散疏肝理气,柿蒂、枇杷叶降胃气。湿热证型目前是比较多见的,也可先治其标,一患者口干,胃脘胀痛不适,寐欠安,苔薄滑腻,以黄连温胆汤合香苏散,5 剂后口干、不寐、上腹部不适明显缓解。

（19）胃痛（脾胃湿热，肝胃气滞）

患者，陈某，老年男性，胃胀痛，嗳气，纳少，口唇红，大便干，舌暗红，苔黄腻，脉弦滑，证属脾胃湿热，肝胃气滞，治以清热化湿，健脾疏肝和胃，方以黄连温胆汤合香砂六君子汤加炒莱菔子15 g、决明子15 g、厚朴10 g、杏仁10 g、炒当归10 g、炒麦芽20 g、神曲15 g，7剂，水煎服，每日一剂。二诊，胃感舒服，后胃部隐痛，加瓜蒌皮。

按：该患者湿热并重，以黄连温胆汤清热化湿，香砂六君子汤健脾理气化湿，莱菔子、决明子清热化痰通便，厚朴、杏仁化湿理气、宣肺通便，当归活血止痛润肠，麦芽、神曲健胃消食，黄连、半夏、瓜蒌合为小陷胸汤清热化痰止痛，后该患者胀痛好转，左上腹固定痛，此为血瘀，可加失笑散、延胡索止痛。

（20）胃痛（湿热中阻，湿热并重）

患者，老年女性，胃胀痛不适，纳差，乏力，肩背加腰痛不适，舌淡红，苔黄厚腻，脉滑，辨为湿热中阻，湿热并重，治以清热化湿，理气止痛。方药如下：黄连3 g、姜半夏6 g、炒陈皮6 g、茯苓15 g、炒枳壳6 g、姜竹茹6 g、炙甘草3 g、姜厚朴6 g、生薏苡仁20 g、冬瓜子15 g、木香6 g、香附10 g、藿香10 g、佩兰10 g、泽泻10 g、片姜黄10 g、桑枝10 g、桑寄生10 g、杜仲10 g、牛膝10 g，7剂，水煎服，每日一剂。二诊，胃胀痛不显，肩背及腰痛好转，原方继服。

按：苔厚腻，湿浊较重，苔黄热象亦明显，以黄连温胆汤清化胃中湿热，姜厚朴、薏苡仁、冬瓜子、藿香、佩兰、泽泻加强化湿，香附、木香理气止痛，片姜黄、桑枝理气通络治肩背痛，桑寄生、杜仲、牛膝化湿治腰痛。苍术虑其温燥助热故未用。

（21）胃痛（胃肾阳虚，湿热内生）

患者，潘某，老年女性，一诊，胃中冷痛，怕风，胀满，口干，口苦，大便不畅，舌体胖，质暗淡，苔薄黄腻，脉濡滑，证属胃肾阳虚，湿热内生，治以温补脾阳，清热化湿，方以半夏泻心汤加甘松10 g、薏苡仁30 g、厚朴10 g、莱菔子15 g、杏仁10 g、当归10 g、冬瓜子15 g、柴胡10 g、防风10 g，7剂，水煎服，每日一剂。二诊，大便通，无口干口苦，脘腹部畏寒明显，冷痛，舌暗淡，苔薄白，湿热已清，脾胃阳虚，治以温补脾阳，活血止痛，方以附子理中汤加当归10 g、川芎6 g、炒白芍10 g。三诊，症情无变化，口干，去炮姜，方以附子9 g、炒党参10 g、炙甘草5 g、炒白芍10 g、炒当归10 g、川芎6 g、炒白术10 g、香附10 g、高良姜10 g、吴茱萸2 g、九香虫10 g，7剂，水煎服，每日一剂。四诊，患者自述3剂后冷痛明显好转，加桂枝10 g，7剂。患者冷痛感不显。

按：此即李东垣在《内外伤辨惑论》记载之"胃之肾阳虚"，肾阳亏虚，火不生土，胃肾阳虚，寒湿内生，蕴而化热，先以半夏泻心汤加味辛开苦降，湿热得清后，再以附子理中汤温补阳气，病重药轻，加大温阳之力，以附子理中汤合良附丸、吴茱萸、九香虫、桂枝温阳散寒,理气活血止痛而效。

(22)阴虚胃痛(滋阴清热,理气止痛)

患者,老年女性,胃脘胀痛不适,无反酸,情绪急躁,大便干燥,舌红少苔,脉细弦,证属阴虚胃痛,治以滋阴清热,理气止痛。方药如下:北沙参 10 g、麦冬 10 g、石斛 15 g、佛手 10 g、紫苏梗 10 g、生麦芽 20 g、夏枯草 15 g、蒲公英 15 g、炒枳壳 10 g、太子参 15 g、知母 10 g、炒莱菔子 15 g,7 剂,水煎服,每日一剂。二诊,胃胀痛明显好转。

按:肝胃阴虚,以沙参麦冬汤加减,北沙参、麦冬、石斛、太子参益气养阴,佛手、枳壳、苏梗、生麦芽疏肝理气止痛,夏枯草清肝,蒲公英清肝胃热止痛,知母养阴清热通便,莱菔子理气化痰止痛。

(23)胃痛(肝火反胃,湿热中阻)

患者,邓某,女,16 岁,胃发作性痉挛性疼痛,发作时需服用复方颠茄溶液止痛,便溏,舌红,苔黄腻,左脉弦滑,证属肝火犯胃,湿热中阻,方以温胆汤合香砂六君子汤、香附 10 g、苏梗 10 g、蒲公英 15 g、木瓜 10 g、炒白芍 15 g、延胡索 10 g、神曲 15 g、鸡内金 10 g、仙鹤草 15 g、炒薏苡仁 30 g,10 剂,水煎服,每日一剂。二诊,胃痉挛痛未作。

按:"肝气痛,脾气胀",发作性疼痛,大都从肝论治,肝气犯胃则胃痛,乘脾则便溏,香砂六君子汤健脾和胃,温胆汤清热化痰,香附、苏梗疏肝理气,蒲公英清肝胃热止痛,木瓜、炒白芍柔肝缓急止痛,延胡索理气止痛,六神曲、鸡内金健胃消食,仙鹤草、炒薏苡仁健脾止泻。如为食管痉挛一般加钩藤、僵蚕、白芍祛风平肝缓急。

(24)胃痞(寒热错杂,气滞血瘀)

患者,周某,中年男性,胃胀,嗳气,畏寒,苔薄黄腻,舌质暗,脉弦细,证属寒热错杂,气滞血瘀,治以辛开苦泄,理气化湿,方以半夏泻心汤加枳壳 10 g、木香 10 g、厚朴 10 g、薏苡仁 20 g、神曲 15 g、佛手 10 g、苏梗 10 g,7 剂,水煎服,每日一剂。二诊,胀满好转,加丹参 15 g。

按:胃痞、苔薄黄腻为湿热中阻,畏寒、便溏、纳少为脾胃虚寒之象,嗳气、脉弦为肝胃不和,故治以半夏泻心汤辛开苦泄,补泻兼施,再以枳壳、木香、佛手、苏梗理气和胃,薏苡仁、厚朴、神曲化湿。二诊,加丹参活血化瘀。

(25)胃痞(痰热中阻)

患者,施某,老年女性,胃胀,口干,大便干,易怒,苔黄腻,脉弦滑,西医诊为萎缩性胃炎,服用西药无效,证属痰热中阻,治以清化痰热,方以黄连温胆汤加木香 10 g、炒白术 10 g、薏苡仁 30 g、厚朴 10 g、炒莱菔子 15 g、炒黄芩 10 g、仙鹤草 15 g、夏枯草 15 g、麦冬 10 g、苏梗 10 g、佛手 10 g,7 剂,水煎服,每日一剂。二诊,胃痞好转,感口干,加百合 20 g,7 剂,继服。

按:湿热中阻,阻滞气机,湿热伤阴,复加肝火犯胃,以黄连温胆汤、薏苡仁、厚朴、白术、仙鹤草、黄芩清化湿热,夏枯草、黄芩清肝火,麦冬、百合养阴,木香、苏梗、佛手疏肝理气,莱菔子理气化痰通便。其中,仙鹤草、黄芩为单兆伟教授治疗 HP(幽门螺杆菌)感染的药对。

(26)胃痞(气阴两虚,气滞湿阻)

患者,女,43 岁,感胃痞不适,嗳气频频,情志不畅,大便干,纳欠香,舌淡,舌中剥脱,色红,余苔稍腻,脉细弦,辨为气阴两虚,气滞湿阻,治以益气养阴,理气化湿通腑。方药如下:太子参 15 g、炒白术 10 g、生白芍 15 g、甘草 3 g、麦冬 10 g、生薏苡仁 15 g、炒麦芽 20 g、鸡内金 10 g、莱菔子 10 g、大腹皮 10 g、当归 10 g、火麻仁 15 g、炒枳壳 10 g、柴胡 10 g、佛手 10 g,10 剂,水煎服,每日一剂。二诊,纳可,无嗳气,无胃胀,舌红,口干,便秘,自述外出旅游,进食辛辣较多,辛辣化火伤阴,上方去柴胡、佛手,加决明子 15 g、石斛 15 g、北沙参 15 g、知母 10 g。

按:久病多虚,阴虚胃热,肝郁气滞湿阻,先以益气养阴,理气通腑,太子参、生白芍、甘草、麦冬、当归、火麻仁益气养阴,润肠通腑,莱菔子、枳壳、柴胡、佛手、大腹皮理气消痞。二诊,肝胃气平,胃热加重,以知母、决明子、石斛、北沙参、知母加强清热养阴通便之力。

(27)胃痞(肝胃不和,心神不安)

患者,男,因家庭变故而情绪抑郁低沉,感胃胀满如石压之感,纳差,苔薄白,脉细弦,证属肝胃不和,心神不安,治以疏肝理气,解郁安神,方药如下:柴胡 6 g、炒当归 10 g、炒白芍 10 g、茯苓 10 g、炒白术 10 g、炙甘草 3 g、薄荷 6 g、桔梗 6 g、炒枳壳 6 g、木香 6 g、制香附 10 g、苏梗 10 g、佛手 6 g、合欢皮 15 g、珍珠母 30 g。二诊,胃胀减轻,纳增。

按:该案为典型的肝气犯胃证胃痞,以逍遥散加减,加木香、香附、苏梗、佛手理气,合欢皮和珍珠母解郁安神,疏肝与安神是互相促进的,疏肝理气可以安神,安神有助于肝郁的消除。

(28)胃痞合并不寐(肝脾不调,心神不宁)

患者,徐某,青年女性,肝郁气滞,胃胀,便溏,不寐,既往有甲状腺及乳腺结节,苔薄黄腻,脉细弦,证属肝脾不调,心神不宁,治以疏肝健脾,化痰散结,安神,治以逍遥散合消瘰丸、黄芩 10 g、夏枯草 15 g、延胡索 10 g、香附 10 g、橘叶 10 g、炒酸枣仁 15 g、川芎 6 g、首乌藤 30 g、合欢皮 15 g、珍珠母 30 g(先煎),10 剂,水煎服,每日一剂。二诊,睡眠好转,便溏,加木香 10 g、炒党参 15 g、葛根 20 g。

按:肝气郁滞,犯胃则胃胀,乘脾则便溏,化火扰心则寐欠安,气郁生痰,则见甲状腺及乳腺结节。以逍遥散疏肝健脾,消瘰丸化痰散结,黄芩、夏枯草清肝火,香附、川芎、橘叶、延胡索疏肝理气,炒酸枣仁、首乌藤、合欢皮、珍珠母养心重镇安神。

(29) 胃痞合并不寐(脾虚湿热,肝气犯胃)

患者,俞某,青年男性,胃胀不适,无疼痛,嗳气,不寐,大便不畅,舌体淡胖,苔黄腻,脉弦细,证属脾虚湿热,肝气犯胃,治以健脾和胃,清化湿热,疏肝理气。方药如下:温胆汤合香砂六君子汤,去党参,加香附10 g、苏梗10 g、蒲公英15 g、神曲15 g、炒薏苡仁30 g、厚朴10 g、莱菔子15 g,服后胃胀好转,睡眠好转。

按:舌体淡胖为脾虚,苔黄腻为湿热,嗳气为肝胃不和,苔厚腻去党参之补,以温胆汤、香砂六君子汤、薏苡仁、厚朴、莱菔子、神曲化痰湿,蒲公英清热而无黄连之苦寒,香附、紫苏梗疏肝理气,湿热扰心则寐欠安,湿热得化,则寐亦转安,不用安神药,而神亦安。

(30) 胃痞(瘀热阻滞)

患者,女,63岁,胃胀,反酸,烧心,屡治少效,察患者体瘦,舌淡红,质暗,苔薄腻微黄,脉细弦。前医大都从肝胃郁热角度治胃,患者舌质暗,颈椎病多年,自述颈椎不适,则胃胀明显,顿悟患者胃部不适,反酸系颈椎病所致,颈椎病为病本,胃部不适为标,证属瘀热阻滞,遂以活络效灵丹加减,化瘀理气,清热制酸。方药如下:丹参20 g、炒当归10 g、赤芍15 g、乳香6 g、没药6 g、川芎10 g、葛根15 g、石见穿15 g、炒枳壳10 g、木香10 g、延胡索10 g、瓦楞子20 g、浙贝母10 g,10剂,水煎服,每日一剂。

按:颈椎病临床表现多变,胃部不适常易被医者忽略,治疗颈椎病本身则胃部症状自然缓解,单治胃则少效。颈椎病,舌质暗,舌底脉络大都紫暗增粗。该方以活络效灵丹活血治本,清解肝胃郁热为辅,疗效良好,值得临床借鉴。

(31) 胃痞(湿热中阻,肝气郁结,肺经痰气阻滞)

患者,女,61岁,觉胃脘胀满不适,嗳气频频,腹部隐痛不适,纳少,食后胀甚,稍感反酸,咽喉不利,如有炙脔,舌暗红,苔黄腻,脉细弦滑,辨为湿热中阻、肝气郁结证,肺经痰气阻滞,治以清化湿热,疏肝理气,化痰利咽。方药如下:黄连3 g、姜半夏6 g、炒陈皮6 g、茯苓15 g、甘草3 g、炒白芍15 g、牡丹皮10 g、瓦楞子15 g、生薏苡仁20 g、浙贝母10 g、苏梗10 g、佛手10 g、炒枳壳10 g、姜竹茹6 g、姜厚朴6 g、合欢皮10 g、木蝴蝶6 g,以此方稍加减,服用15剂后,嗳气腹痛不显,头晕不适,加三七粉3 g分冲。

按:痰气郁结,郁而化热,湿热中阻,阻滞气机,情绪不畅,肝气郁结,犯胃则嗳气频频,乘脾则腹部隐痛不适,方以黄连温胆汤、薏苡仁清化湿热,合欢皮、佛手、姜厚朴、苏梗疏肝理气止痛,木蝴蝶、浙贝母化痰利咽,白芍、牡丹皮、瓦楞子清热泻肝制酸,三七活血化瘀。

(32) 胃痞(痰湿中阻,蕴而化热)

患者,老年男性,胃胀满不适,畏寒,纳差,舌淡,二便可,苔厚腻微黄,脉濡滑,辨为痰湿中阻,蕴而化热,治以化湿理气,佐以清热。方药如下:黄连3 g、青蒿10 g、姜半夏6 g、炒陈皮6 g、茯苓15 g、炒枳壳6 g、姜竹茹6 g、炙甘草3 g、炒苍术10 g、姜厚朴6 g、生薏苡仁20 g、豆蔻3 g、木香6 g、香附10 g、藿香10 g、佩兰10 g、泽泻10 g、焦六神曲10 g,5剂,水煎服,每日一剂。二诊,胃胀、畏寒好转,纳增,原方继服7剂。

按:该患者湿重于热,苦温燥湿,佐以清热,温胆汤合平胃散、藿香、佩兰、豆蔻、薏苡仁、泽泻化湿,香附、木香理气化湿,六神曲化湿健胃,青蒿清透湿热,叶天士谓黄连寒而不凝,清化蕴热。如湿浊难化,可加草果6～10 g,适当配伍乌梅或白芍,湿邪去而不伤阴。

（33）胃痞（脾胃虚弱）

患者,青年女性,胃胀不适,无疼痛,便溏,无明显畏寒,便溏,舌淡红,体胖大,苔白腻,稍厚,辨为脾胃虚弱,湿阻气滞,治以健脾化湿,理气消痞。方药如下:木香6 g、砂仁3 g(后下)、炒党参10 g、炒白术10 g、茯苓15 g、炙甘草6 g、炒陈皮6 g、姜半夏6 g、炒枳壳6 g、姜竹茹6 g、谷麦芽各20 g、瓦楞子15 g、牡丹皮6 g、仙鹤草15 g、炒苍术10 g,7剂,水煎服,每日一剂。二诊,胃痞好转,大便转感,原方继服7剂。

按:该胃痞为典型脾胃虚弱证,以袁师健胃汤(香砂六君子汤加枳壳、竹茹、谷麦芽、瓦楞子、牡丹皮)健脾化湿理气,加仙鹤草健脾止泻,炒苍术加强化湿之力。

（34）胃痞（湿热中阻,气滞气逆,腑气不畅）

患者,卢某,女,43岁,脘腹胀满1月,胀满而痛较剧,时欲吐,纳则胀剧而痛,畏惧饮食,急躁易怒,大便量少而干,苔黄腻,脉弦,气滞较剧,湿热中阻,腑气欠畅,急则治其标,破气通腑,方以五磨汤加味。方药如下:香附10 g、乌药10 g、延胡索10 g、木香10 g、槟榔10 g、枳实10 g、枳壳10 g、降香6 g、生麦芽30 g、炒莱菔子20 g、决明子15 g、夏枯草15 g,7剂,水煎服,每日一剂。二诊,腹胀明显好转,纳后不胀,饮食基本正常,胃脘感隐痛不适,大便不畅,下肢酸软,上方加木瓜10 g、牛膝10 g、伸筋草10 g、瓜蒌子10 g化湿通便。

按:该患者脘腹胀较剧,大便干少,五磨汤加味破气治标,莱菔子、决明子、瓜蒌子通腑,夏枯草清肝以防辛温理气化热。木瓜、牛膝、伸筋草化湿。症情缓解后健脾和胃巩固治疗。

（35）胃痞（气血两虚）

患者,女,43岁,上腹胀不适,纳少,面色萎黄,贫血,舌淡白,苔薄白,证属气血两虚,胃气阻滞,治以补益气血,佐以理气,方以归脾汤加枳壳10 g、木香10 g。

按:贫血可导致上腹胀、纳少等不适,治病求本,应补益气血为主,佐以理气除胀。

（36）胃痞（气阴两虚）

患者，男，症见胃胀，善饥，口干，空腹不适加重，纳可，便溏，舌胖，舌红，中见裂纹，苔少，脉细弦，辨为气阴两虚证，治以补脾气，养胃阴，理气消痞。方药为：太子参 15 g、茯苓 15 g、炒白术 10 g、炒扁豆衣 10 g、炒陈皮 6 g、山药 15 g、生薏苡仁 15 g、炙甘草 6 g、北沙参 10 g、麦冬 10 g、瓦楞子 15 g、牡丹皮 6 g、木瓜 10 g、佛手 6 g、炒白芍 12 g，7 剂，水冲服，每日一剂。

按：舌胖，空腹不适加重，便溏，为脾气虚之候；而善饥，口干，舌红，中见裂纹，苔少，脉细为胃阴虚；胃胀，脉弦为气滞。补气不化热伤阴，养阴不助湿暖气，理气不伤阴，故选用太子参、茯苓、炒白术、炒扁豆衣、山药、薏苡仁、甘淡补脾，北沙参、麦冬、白芍、木瓜、甘草养胃阴，佛手理气不伤阴，牡丹皮清热，瓦楞子制酸护胃。此为气虚日久伤及阴液，为阳损及阴，为临床脾胃病多见的一种病理演变。

（37）胃痞（脾胃虚寒）

患者，女，43 岁，胃脘部胀闷不适，恶风，脘腹前常需暖宝宝保暖，大便可，舌胖，有紫气，苔薄白微腻，辨为脾胃虚寒证。方药如下：木香 6 g、砂仁 3 g（后下）、炒党参 10 g、炒白术 10 g、茯苓 15 g、炙甘草 3 g、炒陈皮 6 g、姜半夏 6 g、炮姜炭 6 g、苏梗 10 g、香附 10 g、炒薏苡仁 10 g、生黄芪 10 g、防风 6 g。5 剂，水煎服，每日一剂。二诊，胃胀痛好转，恶风怕冷好转，月经量少，加炒当归 10 g 养血活血止痛，7 剂，水煎服，每日一剂。

按：脾胃虚寒，寒凝气滞，香砂六君子汤合炮姜温补脾阳，玉屏风散补脾祛风，香附、苏梗理气止痛，炒薏苡仁化湿健脾，炒当归活血养血通经。如见畏寒明显，腰酸膝软，下肢厥冷，夜尿频多，足跟痛，牙齿酸痛等肾经虚寒症状，可加附子、骨碎补、益智仁等温补肾阳。

（38）胃痞（阴虚气滞）

患者，女，72 岁，胃胀不适，纳少，大便偏干，舌苔光红，脉细数，辨为胃阴虚气滞证，治以养阴理气。方药如下：南北沙参各 15 g、麦冬 15 g、石斛 15 g、玉竹 10 g、百合 30 g、知母 10 g、佛手 10 g、玫瑰花 10 g、生麦芽 10 g、苏梗 10 g、炒枳壳 10 g、炒白芍 15 g、甘草 3 g。

按：胃阴亏虚，釜中无水，不能熟谷，气机阻滞，故纳少，胃痞。南沙参、北沙参、麦冬、石斛、玉竹、百合、炒白芍、甘草、知母养阴清热，佛手、玫瑰花、生麦芽、苏梗、枳壳理气消痞。如苔腻者，可加冬瓜子、薏苡仁、陈皮、炒白术、茯苓、炒白扁豆等化湿。

（39）胃痞（脾阳虚湿热）

患者，女，38 岁，工作辛劳，胃脘胀满不适，乏力，畏寒，口干口苦，纳少，大便可，舌淡红，苔白腻罩黄，脉濡。辨为脾胃阳虚，湿热中阻，气机阻滞证。方药如下：

炒党参 15 g、甘草 5 g、黄连 3 g、黄芩 6 g、干姜 3 g、姜半夏 10 g、柴胡 10 g、炒白芍 15 g、炒枳壳 10 g、炒薏苡仁 15 g、藿香 10 g。5 剂,水煎服,每日一剂。二诊,乏力稍好转,纳增,畏寒,胃胀好转,无口干口苦,苔腻好转,苔薄白不黄,少腹隐痛不适,去黄芩,加黄芪 15 g、山药 10 g、乌药 10 g。

按:劳倦伤脾,脾胃虚寒,湿邪中阻,阻滞气机,蕴而化热,以半夏泻心汤温补脾阳,清化湿热,四逆散理气消痞。二诊,热清,去黄芩,脾虚明显,加黄芪、山药,加强补脾,乌药疏肝理气。半夏泻心汤病机为脾胃阳虚,湿热内蕴,热重于湿,上热下寒皆显著。如脾阳虚重,热轻,去黄芩,加桂枝,为黄连汤。如湿重,可加薏苡仁、藿香、陈皮、茯苓、白豆蔻等,气滞明显,加枳壳、木香、砂仁、厚朴、苏梗等,脾气虚,畏寒不显,可去干姜,加白术、山药、薏苡仁补脾。使用经方,应根据具体病机,灵活化裁,以契合病机为上。

(40)胃痞(脾气虚湿热)

患者,男,43 岁,胃脘部胀痛不适,纳可,口干,无畏寒,舌偏红,苔薄黄腻,脉滑,大便可,辨为脾虚湿热证,方以黄连温胆汤合香砂六君子汤加减。方药如下:黄连 3 g、姜半夏 6 g、陈皮 6 g、茯苓 15 g、甘草 3 g、炒枳壳 10 g、姜竹茹 6 g、太子参 15 g、炒白术 10 g、木香 6 g、砂仁 5 g(后下)、生薏苡仁 20 g、苏梗 10 g、麦冬 15 g,7 剂水煎服,每日一剂。

按:该证有热化之象,下寒不显,湿热中阻,气机阻滞,久病脾胃虚弱,舌苔不厚腻,故标本兼治,治以清化湿热,理气止痛,补益脾胃。黄连温胆汤清化湿热治标,香砂六君子汤补脾胃理气止痛治本,薏苡仁化湿,苏梗理气,麦冬养胃阴止渴。如热邪较剧,可加蒲公英、黄芩清热。但清热不应苦寒太过,防苦寒败胃。夹瘀者,可加石见穿、丹参。肠化可加仙鹤草、石见穿、薏苡仁、蛇舌草、半枝莲、莪术,选择 2~3 种。

(41)胃痞(痰湿阻滞)

患者,某初二女学生,腹胀腹痛明显,下腹两侧部尤为明显,肠鸣明显,手足怕冷,大便黏腻难解,纳少,舌淡胖,苔白腻黄,脉虚滑,辨为痰秘,治以健脾化痰,理气通腑。方药如下:木香 10 g、炒党参 10 g、炒白术 10 g、茯苓 15 g、炙甘草 3 g、姜半夏 6 g、砂仁 3 g、柴胡 6 g、炒枳壳 10 g、干姜 3 g、厚朴 3 g、瓜蒌子 10 g、瓜蒌皮 10 g、炒莱菔子 10 g、大腹皮 10 g、乌药 10 g、香附 10 g,5 剂后基本无腹胀腹痛,大便通畅,唯有畏寒肠鸣明显,加吴茱萸 3 g、炒白芍 10 g,防风 6 g,7 剂,水煎服,每日一剂。

按:该患者多次服用中药后即感腹胀明显,对中药治疗有畏惧感。温言劝其试服数剂。该患者脾虚生湿,蕴而化热,阻滞气机,故见大便黏腻难解,腹胀痛,治以健脾理气,化痰通腑,香砂六君子汤健脾化湿理气治本,干姜、吴茱萸温补脾阳。莱蒎子、瓜蒌皮子、厚朴化痰通腑,四逆散、香附、乌药、枳壳、大腹皮理气止痛治标实。首诊,苔厚腻,故去白芍,防养阴助湿。二诊,苔腻减轻,肠鸣明显,加用合为痛泻要方,柔肝止痛。脾虚湿蕴为病本,气滞便秘为标,标实明显,重用理气治标,但标实缓解后,应注重健脾化湿,此为病本,理气化痰通腑过度,是不利于脾虚治疗的,而脾虚的治疗需要一个较长的时间,应守方缓调,并嘱患者注意饮食,条畅情志。

(42)胃凉(湿热伤阴)

患者,邢某,中年男性,胃凉,胃胀,口干,舌淡红,苔薄黄腻,前端少苔,脉细弱,证属湿热伤阴,治以健脾和胃,清热化湿,佐以养阴,方以香砂六君子汤加枳壳10 g、竹茹6 g、瓦楞子30 g、牡丹皮6 g、薏苡仁30 g、白豆蔻3 g(后下),北沙参10 g,10剂,水煎服,每日一剂,药后,胃凉好转。

按:胃凉可系湿阻、瘀血阻滞、阴虚、阳气虚等原因所致,此为湿热阻滞气机,香砂六君子汤、枳壳、竹茹、薏苡仁、豆蔻健脾和胃,理气化湿,瓦楞子、牡丹皮清热制酸护胃,少加北沙参养胃阴。

(43)胃凉(肺脾两虚,湿热中阻,肺经风热)

患者,隋某,中年女性,便溏,自觉胃凉,胃中有热气,干咳少量黏痰,咽痒,乏力,易感冒,月经先期,小便发黄不畅,舌体胖,苔薄黄腻,脉细弱,证属肺脾两虚,湿热中阻,肺经风热,治以健脾补肺,清热化湿,疏风清肺化痰,方以资生丸合玉屏风散、香砂六君子、黄连温胆汤加瓦楞子30 g、牡丹皮6 g、玄参10 g、桔梗10 g、杏仁10 g、浙贝母10 g、蝉蜕10 g、防风10 g、连翘15 g。二诊,大便溏薄,胃凉好转,尿黄不畅,咽痒好转,苔黄厚腻去资生丸,合三仁汤加黄柏10 g、萹蓄15 g,湿热渐去,胃凉不显。

按:脾胃虚弱,湿邪内生,湿困胃阳,则胃凉,郁而化热,则自觉胃中有热气,湿热下注,则尿黄不畅;土不生金,肺气虚不固,易感风邪,肺失宣降,咳嗽咽痒,月经先期;方以资生丸健脾清热化湿,玉屏风散补肺固表,香砂六君健胃化湿,黄连温胆汤清热化湿,瓦楞子、牡丹皮清热制酸,玄参、连翘、桔梗、杏仁、浙贝母、蝉蜕、防风清肺化痰,祛风利咽。湿重者加三仁汤、黄柏、萹蓄清下焦湿热,通畅小便。

(44)功能性烧心(肝胃郁热)

患者,女,43岁,患者感烧心,急躁易怒,口干口苦,无反酸,大便可,舌红,苔薄黄而少,脉弦滑,诊为反流性食管炎,予雷贝拉唑口服,烧心不缓解,辨为肝胃郁热,治以泻肝和胃。方药如下:黄连3 g、姜半夏5 g、陈皮6 g、茯苓10 g、炒枳壳10 g、姜竹茹6 g、瓦楞子20 g、浙贝母10 g、牡丹皮12 g、柴胡5 g、黄芩10 g、郁金10 g、炒白芍15 g、生地10 g,7剂,水煎服,每日一剂。二诊,烧心好转,原方继服10剂,烧心不显。

按:"诸呕吐酸,皆属于热",肝郁化火,郁热伤阴,黄连温胆汤、瓦楞子、浙贝母、牡丹皮、黄芩清解肝经郁热,肝为将军之官,性喜条达,故以柴胡、郁金疏肝理气,白芍、生地养阴。

（45）嗳气（肝气犯胃）

患者,金某,女,嗳气不适,余无特殊不适,舌淡红,苔薄白微腻,双脉弦,辨为肝气犯胃证,方用逍遥散加减。方药如下:柴胡 10 g、炒当归 10 g、炒白芍 10 g、茯苓 15 g、炒白术 10 g、甘草 6 g、枳壳 10 g、木香 6 g,5 剂。二诊,患者嗳气明显减轻,舌质偏红,加牡丹皮 6 g、栀子 6 g,5 剂。

按:患者嗳气频作,余无不适,辨证的关键点,就是双脉弦,考虑为肝气犯胃,疏肝理气后,嗳气缓解。患者舌苔微腻,为气滞湿阻,故采用逍遥散,而不用柴胡疏肝散。脉象对辨证是有一定的作用的,不应忽略。

（46）嗳气（肝气犯胃）

患者,张某,女,18 岁,因考试受挫,不停嗳气,纳少,苔薄白,脉细弦,证属肝气犯胃,治以疏肝理气,和胃降逆,方以旋覆代赭汤加陈皮 10 g、竹茹 10 g、沉香 3 g、柴胡 10 g、枳实 10 g、炒白芍 15 g、炙甘草 6 g、香附 10 g、苏梗 10 g、郁金 10 g、枇杷叶 10 g、佛手 10 g,7 剂,水煎服,每日一剂。二诊,嗳气明显好转,纳增。

按:此典型的肝气犯胃,治以旋覆代赭汤合橘皮竹茹汤镇肝降胃,四逆散合香苏散疏肝理气,郁金、枇杷叶、佛手、沉香皆为降气之品,全方体现了升降的统一,降中寓升。

（47）嗳气（脾虚湿热,肝气犯胃）

患者,张某,中年女性,嗳气频频,纳欠香,大便 3 天 1 次,无便意,不干,舌淡,苔黄腻,脉细弦,证属脾虚湿热,肝气犯胃,治以清化湿热,健脾理气,镇肝降逆,治以黄连温胆汤合香砂六君子汤加莱菔子 15 g、瓜蒌皮 10 g、旋覆花 10 g、代赭石 15 g、苏梗 10 g,7 剂,水煎服,每日一剂。二诊,加佛手 10 g、降香 5 g。

按:嗳气频频,为肝气犯胃,便秘、苔黄腻为湿热,舌淡、纳少为脾虚。以黄连温胆汤清化湿热,香砂六君子汤健脾化湿和胃,莱菔子、瓜蒌皮化痰理气通便,旋覆花、代赭石化痰镇肝,苏梗、佛手、降香理气降气。

（48）纳差（湿浊中阻）

患者,徐某,老年男性,纳差,苔白厚腻,微黄,脉滑,证属湿浊中阻,治以化湿理气,方以温胆汤合香砂六君子汤去党参,加六神曲 15 g、炒鸡内金 10 g、炒薏苡仁 30 g、厚朴 10 g、炒苍术 10 g、石菖蒲 10 g、香附 10 g、苏梗 10 g、蒲公英 15 g,7 剂,水煎服,每日一剂。二诊,舌苔渐变薄,胃口明显好转。

按:湿浊阻胃,故纳差,温胆汤合香砂六君子汤平胃散,薏苡仁化湿理气,香附、苏梗疏肝理气,蒲公英清胃热,六神曲、鸡内金健胃消食。此芳香化湿醒胃。

（49）呕吐（肝气犯胃）

患者,王某,女,17 岁,因情绪刺激后,出现胃胀、嗳气、呕吐,大便溏,纳差,舌红,苔黄腻,脉滑有力,证属肝郁化火,犯胃乘脾,治以镇肝和胃,降逆止呕,兼健脾化湿,方以黄连温胆汤、香砂六君子汤、旋覆花10 g、代赭石15 g(先煎)、苏梗10 g、厚朴10 g、佛手10 g、仙鹤草15 g、炒薏苡仁30 g。7剂,水煎服,每日一剂。二诊,症情明显好转。

按:肝气犯胃,而兼胃胀、呕逆等症,肝气乘脾,脾胃虚弱,则便溏。旋覆代赭汤镇肝,黄连温胆汤清化湿热止呕,香砂六君子汤健脾和胃止呕,厚朴化湿降气,苏梗、佛手疏肝理气,仙鹤草、炒薏苡仁健脾止泻,气滞气逆明显,仙鹤草、炒薏苡仁可健脾而不滞气,不用党参、黄芪补气,防甘温滞气。此案中代赭石镇肝,黄连清肝,苏梗、佛手疏肝,体现了肝病治法。此呕吐属热,属寒者,可以香砂六君子汤加丁香、吴茱萸,严重者合旋覆代赭汤。

(50)腹痛(脾虚湿热,气滞血瘀)肠粘连

患者,江某,中年女性,患者有子宫切除术史,右下腹部牵拉样疼痛,伴腹胀,大便溏薄,舌暗红,苔薄黄腻,脉弦滑,西医考虑肠粘连,证属脾虚湿热,气滞血瘀,治以理气化瘀止痛,健脾清化湿热,方以柴胡疏肝散加仙鹤草15 g、炒薏苡仁30 g、赤芍10 g、延胡索15 g、木瓜10 g、败酱草15 g、桃仁10 g、乳香6 g、没药6 g,10剂,水煎服,每日一剂。二诊,腹痛好转,后腹胀加木香10 g、青皮10 g,便溏加葛根,血瘀加红花10 g、牡丹皮10 g、炒当归10 g、土鳖虫10 g,巩固治疗,缓效瘀血。

按:该疾病临床多见,气滞血瘀为其主要病机,右侧腹为肝经循行部位,故以柴胡疏肝散、木香、青皮疏肝理气,赤芍、延胡索、桃仁、乳香、没药、当归、红花、牡丹皮、土鳖虫化瘀止痛,仙鹤草、葛根、炒薏苡仁、木瓜补脾化湿止泻,一般疗程较长,缓效瘀血。

(51)腹痛(肝郁气滞)

患者,林某,女,43岁,左胁胀痛,嗳气时作,大便干结难行,苔薄腻黄,舌质偏暗。辨为肝郁气滞,治以行气导滞,方以木香顺气汤加减。方药:木香10 g、青陈皮各6 g、炒枳实10 g、川芎6 g、生当归10 g、姜厚朴10 g、炒决明子30 g、郁金10 g、生大黄10 g、橘叶10 g。

按:该病西医既往称为肝曲综合征,在左胁下称脾曲综合征,现属功能性腹痛范畴,与肠道功能紊乱有关,常伴便秘或腹泻等症状。中医认为该病与肝气郁结有关,袁师采用木香顺气散加减,疗效肯定。该方出自《医学统旨》,原方组成药物有木香、枳壳、青皮、陈皮、香附、乌药、川芎、砂仁、川朴、苍术、甘草。用于治疗气滞腹痛。《临证指南医案·腹痛》指出:"腹处乎中,痛因非一,须知其无形及有形之为患,而主治之机宜,已得其要矣。所谓无形为患者,如寒凝火郁,气阻营虚,及夏秋暑湿痧秽之类是也。所谓有形为患者,如蓄血、食滞、癥瘕、蛔蛲、内疝,及平素偏好成积之类是也。"该案为有形之便结合无形之气阻,故以决明子、生大黄通腑,橘叶

理气不伤阴,厚朴导滞化湿,当归、川芎活血、湿阻,血瘀为气滞所继发。

(52)腹痛(气滞血瘀)

患者,女,71岁,子宫切除术后数年,感腹痛不适,多方诊治,下腹胀痛不适,刻下:下腹部疼痛不适,舌薄黄腻,质暗,辨为气滞血瘀,方以膈下逐瘀汤合活络效灵丹加减,患者述3剂后已无腹痛。方药如下:木香10 g、桃仁10 g、牡丹皮12 g、赤芍10 g、乌药10 g、延胡索10 g、炙甘草3 g、当归10 g、川芎10 g、五灵脂10 g、枳壳10 g、乳香5 g、没药5 g,水煎服,每日一剂。二诊,加黄芪15 g,继服10剂。

按:术后肠粘连,基本病机为气滞血瘀。兼脾虚者补益脾胃,湿热者则清化湿热,寒邪诱发者则温经散寒。临床所见,右上腹痛大都为肝胆湿热,清化肝胆湿热,理气通络止痛,予柴芩清胆汤。如为肝脾曲综合征以木香顺气散理气止痛。如前脐周胀痛不适,大便溏薄,属虚,治疗以健脾理气止痛,清化湿热,或温经散寒止痛。左上腹疼痛不适,便秘,治以理气通腑。左下腹部如便秘者通腑理气,便溏者健脾化湿理气止痛。属寒者辛温理气止痛,方选良附丸、暖肝煎加减。腹痛伴嗳气胃胀者大都为肝气郁结所致。

(53)腹痛(脾肾阳虚,湿热余邪未尽)

患者,女,43岁,既往有盆腔炎史,妇科予清热解毒剂灌肠1月余,先感腹痛时作,肠鸣泄泻,畏寒明显,舌淡,苔黄腻,脉沉,证属脾肾阳虚,湿热余邪未尽,治以温补脾肾,佐以清化湿热。方药如下:炒党参10 g、炒白术10 g、茯苓15 g、炙甘草6 g、炒薏苡仁20 g、山药20 g、藿香10 g、焦楂曲各10 g、葛根20 g、仙鹤草15 g、木香6 g、炮姜6 g、吴茱萸3 g、制附子6 g、败酱草15 g、红藤15 g、炒苍术10 g、延胡索10 g、升麻6 g。二诊,畏寒减轻,腹泻肠鸣好转,苔黄腻,加黄柏6 g、牛膝10 g、草薢10 g。

按:盆腔炎患者急性期为湿热瘀毒,可清热解毒,理气化瘀止痛,但转为慢性后,不可一味清热解毒,该患者脾肾阳虚是主要矛盾,湿热余邪未尽,当温补脾肾,佐以清化湿热,组方原理仿金匮薏苡附子败酱散意,附子温补阳气,薏苡仁、败酱草清热解毒,化湿活血。适用于炎症亚急性期,正气已虚,湿热残留未尽。炎症早期湿热瘀滞,可用如大黄牡丹汤、仙方活命饮,中期正虚邪阻,用如薏苡附子败酱散、透脓散等,后期正虚为主,用如阳和汤,慢性炎症后期瘀阻的程度较重,"硬化"形成,应注重活血化瘀,软坚散结。如萎缩性胃炎、肝硬化、前列腺增生、瘢痕、关节炎、肩周炎、肺纤维化、慢性肾炎、炎症性肠病等慢性炎症的后期,活血软坚法是必要的。疾病虽多变,但是病机的演变大致类似。

(54)腹痛(瘀血阻滞)肠粘连

患者,女,42岁,腹部隐痛不适,既往有子宫切除术史5年,舌暗,苔薄白,脉细弦,辨为瘀血阻滞,气机不利,治以活血化瘀,方用膈下逐瘀汤。方药如下:桃仁

10 g、牡丹皮 10 g、赤芍 10 g、乌药 10 g、延胡索 10 g、甘草 5 g、炒当归 10 g、川芎 10 g、五灵脂 10 g、红花 6 g、炒枳壳 10 g，7 剂。二诊，腹痛明显好转，原方加黄芪 10 g，10 剂。

按：术后肠粘连，严重可至粘连性肠梗阻，基本病机为气滞血瘀，气滞为主者，表现为胀痛、游走痛，予木香顺气散；血瘀为主者，表现为固定痛，刺痛，舌暗明显，王清任的逐瘀汤系列可以选用。有寒者加丁香、肉桂、附子，有热者加大黄、败酱草等，湿重加薏苡仁、炒苍术 10 g。虚甚加黄芪建中汤。坚持服用，可以缓解病情。可合活络效灵丹、土鳖虫。

（55）泄泻（气阴两虚，瘀阻脉络）结肠癌术后

患者，老年男性，结肠癌术后，大便每日 6～7 次，质稀溏，经化疗后出现，四肢麻木，考虑为铂类导致的周围神经炎，舌胖，质暗红，苔少，脉细弱，辨为气阴两虚，瘀阻脉络，治以益气养阴止泻，解毒通络。方药如下：太子参 15 g、茯苓 15 g、炒白术 10 g、炒扁豆衣 15 g、陈皮 6 g、山药 15 g、炒薏苡仁 15 g、炙甘草 5 g、黄连 3 g、焦楂曲各 15 g、鸡内金 10 g、木瓜 10 g、防风 10 g、蜈蚣 2 条、莪术 10 g、蛇舌草 30 g、当归 10 g、乌梅 10 g、葛根 20 g、半枝莲 30 g、桔梗 6 g、龙葵 30 g，上方加减，2 月余，大便好转，肢体麻木感不显。

按：脾气亏虚，瘀阻脉络，癌毒残留，资生丸、葛根、桔梗健脾止泻，清热化湿，乌梅养阴软坚，蛇舌草、半枝莲、龙葵清热解毒，莪术、蜈蚣活血通络。张锡纯谓蜈蚣"善理脑髓"，攻毒散结，可以治疗多种癌肿，以及多种神经系统疾病。

（56）泄泻合并慢性咽炎（脾虚肺热）

患者，何某，中年男性，泄泻，每日 3～5 次，质稀溏，无肠鸣，咽中痰多，苔黄腻，脉濡，证属脾虚湿热，肺有痰热，治以健脾清热化湿，理气化痰，清肺利咽，方以资生丸、仙鹤草 15 g、葛根 20 g、芡实 10 g、木蝴蝶 6 g、连翘 10 g、厚朴 10 g、苏梗 10 g、桔梗 10 g、浙贝母 10 g。二诊，腹泻好转，咽中痰减少。

按："脾为生痰之源，肺为储痰之器""诸湿肿满，皆属于脾""脾者，谏议之官也"，脾虚易生痰湿，脾为后天之本，气血生化之源，中焦脾虚导致卫气虚，易于受外邪侵袭，正虚邪实，如薯蓣丸（方歌：薯蓣丸内八珍全，豆卷神曲柴桂姜，麦冬桔杏胶蔹防，大枣百枚糊为丸）中，在补气血扶正外，加桔梗、杏仁化痰利咽，麦冬、白蔹清肺养阴，柴胡、防风疏散外风，预防外邪内侵，此种慢性腹泻伴发的慢性咽炎，应取法薯蓣丸，健脾清肠化湿以止泻，清肺利咽，化痰理气以改善咽部痰多不适。故该案以资生丸、仙鹤草、葛根、芡实健脾清热化湿，连翘、木蝴蝶、桔梗、浙贝母清肺利咽化痰，"治痰必先顺气"，苏梗、厚朴取用于半夏厚朴汤化痰理气，使气顺痰化。

（57）泄泻（气阴两虚，脾虚肝旺）

患者，章某，中年男性，泄泻，腹痛肠鸣明显，舌淡红，少苔，中有裂纹，脉细弦，

证属气阴两虚,脾虚肝旺,治以健脾抑肝,益气养阴。方药如下:太子参15 g、炒白术 10 g、茯苓 15 g、炙甘草 5 g、山药 20 g、炒白扁豆 10 g、六神曲 15 g、焦山楂 15 g、芡实 10 g、葛根 15 g、仙鹤草 15 g、木香 10 g、炒白芍 15 g、防风 10 g、陈皮 10 g、木瓜 10 g、乌梅 10 g、石斛 10 g,10 剂,水煎服,每日一剂。经治后无腹痛,腹泻好转。

按:久泻伤阴,脾虚肝旺,太子参、白术、茯苓、炙甘草、山药、芡实、白扁豆健脾气,痛泻药方合木瓜补脾抑肝,焦楂曲消食止泻,仙鹤草、葛根止泻,木香理脾气,乌梅、石斛养阴止泻。也可加五味子养阴止泻。

(58) 泄泻合并脱发(脾肾两虚,湿热阻滞)

患者,青年男性,腹泻黏液稀便,脱发,西医诊断为脂溢性脱发,纳可,寐安,舌淡,苔薄黄腻,脉细弱,证属脾肾两虚,湿热阻滞,治以补脾肾,化湿热,佐以祛风。方药如下:参苓白术散加菟丝子 10 g、天麻 10 g、木瓜 10 g、白芷 10 g、防风 10 g、炒苍术 10 g,10 剂,水煎服,每日一剂。经治后腹泻,脱发好转。

按:发为肾之外华,发为血之余,湿瘀阻滞,经络不通也可导致脱发。故补肾健脾养血,清化痰湿是治疗脱发的常用方法。该案脾虚及肾,脾虚生湿,故以参苓白术散合神应养真丹(四物汤加菟丝子、天麻、木瓜、羌活)加减,参苓白术散健脾止泻,菟丝子补肾,木瓜、苍术、防风、白芷化湿祛风。

(59) 泄泻合并皮肤瘙痒(脾虚湿热,血热生风)

患者,乔某,青年女性,泄泻,大便稀溏,大便每日 1～2 次,右下肢酸痛不适,夜间受热后,感皮肤瘙痒难忍,影响睡眠。先予资生丸加桑寄生 10 g、续断 10 g、牛膝 10 g、木瓜 10 g 健脾止泻,宣痹止痛。二诊,下肢酸痛不显,大便每日 1 次,稍溏薄,寐欠安,全身瘙痒明显,夜间受热后加重,舌偏红,苔黄腻,脉滑,再以黄连温胆汤加仙鹤草 15 g、炒薏苡仁 30 g、葛根 20 g、炒白术 10 g、钩藤 10 g、首乌藤 30 g、牡丹皮 10 g、白鲜皮 10 g、白薇 10 g、蝉蜕 10 g、紫草 10 g、防风 10 g,7 剂,水煎服,每日一剂。后身痒好转,大便溏稀,次数变多,转为健脾清热化湿,以资生丸善后。

按:此脾虚湿热,血热生风,资生丸健脾清热、化湿止泻,再合五皮五藤饮(钩藤、首乌藤、青风藤、海风藤、天仙藤、牡丹皮、白鲜皮、海桐皮、桑白皮、地骨皮)祛风止痒,白薇凉血清热,蝉蜕、防风为祛风之常用药对,紫草凉血祛风止痒效好。

(60) 泄泻(脾肾虚寒)

患者,刘某,老年男性,腹泻反复发作,大便每日 4～5 次,肠鸣腹痛,腹胀不适,畏寒明显,苔白腻,脉弱,证属脾肾虚寒,治以温补脾肾,方以炒党参 15 g、炒白术 10 g、茯苓 15 g、山药 30 g、炒薏苡仁 30 g、炒白扁豆 10 g、砂仁 5 g(后下)、广藿香 10 g、焦楂曲各 15 g、葛根 20 g、仙鹤草 20 g、木香 10 g、黄连 2 g、木瓜 10 g、防风 10 g、大腹皮 10 g、炮姜 6 g、补骨脂 10 g,10 剂,水煎服,每日一剂。二诊,症情明显好转。

按：以参苓白术散、焦楂曲健脾止泻，于大多温热药中少用黄连反佐治泻，痛泻要方、木瓜柔肝以治肠鸣腹痛，炮姜、补骨脂温补脾肾，大腹皮理气化湿除胀。补骨脂温肾止泻效果较好，但有肝毒性，一般使用不超过2周，可与附子交替使用或者合用。

（61）泄泻（脾虚湿热）

患者，老年男性，直肠癌术后，便次增多，每日20～30次，无腹痛，无便血，纳可，舌红，苔薄黄，脉濡滑，辨为脾虚湿热，方以资生丸加减。方药如下：黄连3g、藿香10g、太子参15g、炒白术10g、茯苓15g、甘草5g、山药15g、炒薏苡仁20g、炒白扁豆10g、砂仁5g、焦楂曲各10g、槐花15g、蛇舌草30g、半枝莲15g、木瓜10g、乌梅10g，上方加减调治，便次减为每日5～6次。

按：直肠癌术后，局部吻合口炎症渗出，或瘢痕增生，导致直肠刺激征，便次频多，袁师治以健脾化湿，清肠固摄，资生丸健脾化湿清热，槐花清热凉血，为槐花散主药，入血分凉血，善治肠风下血，蛇舌草、半枝莲清解肠中癌毒，木瓜化湿止泻，乌梅酸收止泻，《神农本草经》记载乌梅有"去恶肉"的功效，配伍僵蚕、山楂有消除多种息肉的功效。另外，肠黏膜脱垂引起的便次增多，也可从资生丸化裁治疗，如疗效不佳，可仿芍药汤法调气行血。

（62）泄泻（脾虚湿热伤阴）

患者，李某，男，62岁，体型肥胖，腹泻间作2年，大便每日2～3行，不成形，饮食稍有不慎则泻，腹部隐痛不适，肠鸣较剧，无黏液脓血便，纳可，寐欠安。舌暗红，苔薄黄腻，中见剥脱，脉细弦滑，既往有脂肪肝病史。辨为脾虚湿热伤阴，治以健脾养阴，清化湿热，方以资生丸加减。方药如下：炒党参15g、炒白术10g、茯苓15g、炙甘草6g、炒扁豆衣10g、山药20g、炒薏仁20g、砂仁3g（后下）、川连3g、乌梅10g、石斛10g、焦楂曲各15g、台乌药10g、防风10g、木瓜10g、葛根15g。同时嘱咐患者，饮食清淡温热。二诊，腹泻即好转，巩固月余而愈。

按：该患者久食肥甘厚腻，痰湿潴留于内，"饮食自倍，肠胃乃伤"，脾胃受损，迁延日久，脾胃虚弱，易于内生痰湿，湿热羁留，蕴而化热伤阴，则见泄泻诸症。治疗上应甘淡实脾，清化湿热，伍以酸甘化阴。该方由缪希雍的资生丸减去白扁豆、白豆蔻、桔梗、泽泻、莲子肉、芡实、麦芽，加升阳止泻的葛根，乌药、防风祛风胜湿，木瓜化湿止泻，切合《内经》"湿淫于内，治以苦热，佐以酸淡"之旨。临床用于治疗脾虚湿热证或兼夹脾阴虚的泄泻患者，收效良好。湿热清，脾阴复，脾胃功能恢复，疾病自然痊愈。

（63）泄泻合并咽炎（湿热中阻，脾寒胃热）

患者，李某，男，62岁，2013年5月20日初诊，患者平素大便易溏，稍感畏寒，感咽部不适，如有物梗塞，胃脘部胀闷不适，舌薄白，苔微黄，脉濡滑，经多方服药不效,诊为湿热中阻,脾寒胃热,予半夏泻心汤加减。方药如下:制半夏10 g、黄连3 g、炒黄芩6 g、干姜5 g、炙甘草3 g、木香6 g、炒枳壳6 g、桔梗6 g、制香附10 g,7剂。患者诉咽部不适明显好转,患者畏寒、胃脘不适症状大减,原方继服7剂,诸症痊愈。

按: 该患者取效甚捷,辨证精湛,用药平易而精当,效如桴鼓,半夏泻心汤是治疗中焦脾胃湿热互结的一张良方,"呕而肠鸣,心下痞者,半夏泻心汤主之"。临床运用中,可根据胃热脾寒的轻重,恰当地调整寒热药的分量轻重。该患者除了长期便溏,另有一突出不适主诉是咽部不适感,曾诊为慢性咽炎,多方求医而不效,观以往诸方,大多着眼于咽喉局部用药,大多为玄麦甘桔之润药,或半夏厚朴汤之套方,不能治病求本,抓住中焦脾胃湿热中阻的根本病证,不治咽,而咽痛速愈,采用辛开苦降,升降中焦气机,半夏、干姜辛开,黄连、黄芩苦降,桔梗、香附升散气机,枳壳、木香降气,药味虽少,而切合病机,疗效极佳。湿热所致慢性咽炎也是常见临床证型之一,可使用半夏泻心汤。其他证型如肺肾阴虚,痰气郁结,湿阻脾虚也常见。常见方有玄麦甘桔汤、半夏厚朴汤、平胃二陈汤、参苓白术散等。

(64)泄泻(脾虚湿热伤阴)

患者, 李某,男,62岁,体型肥胖,腹泻间作2年,大便每日2～3行,不成形,饮食稍有不慎则泻,腹部隐痛不适,肠鸣较剧,无黏液脓血便,纳可,寐欠安。舌暗红,苔薄黄腻,中见剥脱,脉细弦滑,既往有脂肪肝病史。辨为脾虚湿热伤阴,治以健脾养阴,清化湿热,方以加减资生丸去广藿香,加乌梅10 g、石斛10 g。10剂,水煎服,每日一剂,早晚分服。同时嘱咐患者,饮食清淡温热。二诊,腹泻即好转,巩固月余而愈。

按: 脾阴虚腹泻,临床较为常见变证,久泻伤阴,脾气虚为本,常在补益脾气基础上,佐以养阴之品,但补脾不易温燥,不伤阴液,补阴不滋腻,不伤脾阳。太子参、炒扁豆衣、炒白术、白芍、山药、芡实、乌梅、木瓜、北沙参、石斛等为常用。舌红绛,为肠热较重,加大黄连剂量,或加败酱草以清肠热。

(65)泄泻(脾肾阳虚,胃热伤阴,肝气乘脾)

患者, 老年女性,腹痛腹泻十余年,每日4～5次,稀水样便,10余年间多方求医少效,夜间疼痛明显,腰酸,双下肢厥冷,上肢不冷,口干多饮,舌淡红,体胖,舌中见一块黄腻苔,苔质干,边无苔,脉虚滑,辨为脾肾阳虚,胃热伤阴,肝气乘脾证。法从乌梅丸。方药如下:炒党参15 g、白术10 g、茯苓15 g、甘草5 g、炒薏苡仁15 g、山药15 g、炒白扁豆10 g、广藿香10 g、焦六神曲15 g、焦山楂15 g、粉葛10 g、仙鹤草15 g、木香10 g、郁金10 g、乌梅10 g、乌药10 g、黄连5 g、醋延胡索10 g、木瓜10 g、炒白芍15 g、制吴茱萸2 g、炮姜3 g、炒补骨脂10 g。二诊,症情明显好转,考虑补骨脂有肝毒性,不易久服,去补骨脂,加附子5 g温补肾阳巩固治疗。

按: 此患者腹泻病程较久,"泄泻之本,无不由于脾胃",健脾化湿为基本治法,予参苓白术散健脾止泻,加炮姜、吴茱萸温补脾阳。脾虚及肾,肾阳亏虚,予补骨脂、附子温补肾阳。土虚木乘,"腹痛责之于肝",与乌梅、木瓜、白芍敛肝止痛,延胡索、乌药理气止痛。黄连清化胃中湿热,乌梅、白芍养阴止渴。脾肾阳虚为本,肝木乘脾,湿热伤阴为标。本案采用乌梅丸法,但并不拘泥于乌梅丸原方,"用仲景之法,不泥仲景之方",根据具体情况,灵活加减化裁,很有必要。经该案始悟乌梅丸治蛔厥,并治久利,而蛔虫扰膈,疼痛是主要症状,合起来看就是乌梅丸可以治疗伴有明显腹痛的慢性腹泻。

(66)泄泻(气阴两虚夹瘀)

患者,女,64岁,直肠癌术后,现胃胀,烧灼感,口干,大便次数稀溏,舌红,少苔,质暗,脉细。辨为气阴两虚夹瘀,治以补脾气,养胃阴,化瘀血。方药如下:太子参15 g、茯苓15 g、炒白术10 g、焦楂曲各15 g、葛根15 g、炒扁豆衣10 g、山药15 g、木瓜10 g、防风10 g、北沙参10 g、麦冬10 g、玉竹10 g、乌梅10 g、炒白芍10 g、莪术12 g,15剂,水煎服,每日一剂。

按:术后脾胃气虚,则大便溏薄,以参苓白术散加减补脾气止泻,胃阴亏虚,虚热内扰,则胃痞,嘈杂,以沙参麦冬汤养胃清热,术后留瘀,癌毒残留,以莪术活血抗癌。补气不温燥,养阴不寒凉伤脾胃,扶正祛邪,缓缓调治。

(67)泄泻合并前列腺炎(湿邪蕴热,气滞血瘀,脾肾虚寒)

患者,男,李某,长期慢性腹泻,腹鸣,下腹胀痛不适,B超示前列腺炎,性功能差,乏力,畏寒,情志抑郁,舌淡,苔白腻,脉虚滑。脾虚则湿邪内生,湿邪下注,气机阻滞,日久湿邪蕴热,气滞血瘀,脾阳虚久而及肾,脾肾虚寒,则不能作强,脾虚则肝木易乘,久病不愈,情绪易抑郁,故治应温补脾肾,化湿清利通络。方药如下:炒党参15 g、炒白术10 g、茯苓15 g、甘草5 g、炒白芍10 g、防风10 g、陈皮6 g、山药20 g、炒薏苡仁20 g、吴茱萸3 g、木瓜10 g、苍术10 g、香附10 g、乌药10 g、益智仁10 g、补骨脂10 g、骨碎补10 g、淫羊藿10 g、桑寄生10 g、黄芪10 g、桃仁10 g、龙葵15 g、王不留行10 g、牛膝10 g,10剂,水煎服,每日一剂。

按:患者10剂后,症情明显好转,下腹部胀满不适好转,小便通畅,精神好转。该患者脾虚湿蕴为本,湿困则阳微,寒化伤肾中阳气,湿邪下注于前阴,阻滞气机,可见小便不畅、下腹部不适感。肾主二阴,肝经循行于前阴,故调脾为主,兼调肝肾,化湿清利、行气通瘀而收良效。脾虚湿热内蕴,湿邪下趋,为腹泻,为小便不畅,为白带,为淋证,化热蒸于上,可见胃痞、不寐等病症,"诸湿肿满,皆属于脾""脾为生痰之源,肺为储痰之器",虽有"治湿不利小便,非其治也""治痰必先顺气",但更应重视健脾以化湿,以杜绝生痰湿之源。

(68)泄泻(湿热并重)

患者,陈某,女,43岁,腹泻一日2次,口干,舌有火辣感,舌胖,舌红苔白厚腻,辨为湿热并重证。方药如下:黄连 5 g、姜半夏 10 g、陈皮 10 g、茯苓 15 g、枳壳 10 g、姜竹茹 6 g、甘草 5 g、薏苡仁 15 g、豆蔻 3 g、姜厚朴 10 g、淡竹叶 10 g、石菖蒲 10 g、广藿香 10 g、泽泻 10 g、焦栀子 10 g、乌梅 10 g、炒白芍 10 g、草果 5 g、佩兰 10 g、蒲公英 15 g。二诊,口干,舌火辣感明显好转,肠鸣明显,苔仍白厚,上方减栀子、蒲公英,加炮姜 5 g、木瓜 10 g、防风 6 g、吴茱萸 2 g、焦山楂 15 g、焦六神曲 15 g。三诊,肠鸣好转,苔薄腻,舌不红,原方继续服 7 剂,巩固疗效。

按:该患者湿热并重,一诊后,热减湿重,有寒化之象,遂减去清热药,加温阳药,以助化湿。说明湿热并重时过多使用清热药不利于湿邪的祛除,湿为阴邪,非温不化,湿重时可配伍少量温热药,同时大剂量化湿药,可配伍少量的养阴药,如乌梅、白芍防温燥伤阴。

(69)泄泻(脾肾阳虚,久泻伤阴)

患者,夏某,女,70 岁,腹泻一天五六次,肠鸣,怕冷,腰膝酸软,口干,嗳气,舌黯苔少,脉沉弱。辨为脾肾阳虚加阴虚证,方药如下:炒党参 10 g、炒白术 10 g、茯苓 10 g、炒薏苡仁 20 g、炙甘草 6 g、山药 20 g、广藿香 10 g、焦六神曲 10 g、焦山楂 10 g、粉葛 20 g、仙鹤草 15 g、木香 6 g、炒白芍 10 g、炒陈皮 6 g、防风 10 g、木瓜 10 g、炮姜炭 6 g、制吴茱萸 3 g、黄芪 10 g、炒补骨脂 10 g、乌梅 10 g、石斛 10 g、佛手 6 g。7 剂,水冲服。二诊,腹泻明显减轻,口干,怕冷好转。

按:此患者为典型的脾肾阳虚,故用参苓白术散健脾止泻,痛泻要方抑肝止痛,炮姜炭、吴茱萸、补骨脂温阳止泻,配合乌梅、石斛滋阴止泻,佛手疏肝理气。《金匮要略》"小便不利者,有水气,其人苦渴,瓜蒌瞿麦丸主之"。方药组成:瓜蒌根、茯苓、山药、附子、瞿麦。经此案顿悟此方组方原理。脾肾阳虚,不能蒸运水液,水气内停,治疗须温补脾肾,利水,但温药和利水药可伤阴导致口渴症状加重,故加瓜蒌根养阴生津止渴治标。附子、山药温补脾肾,刚柔相济,山药可制约附子的温燥,瞿麦、茯苓利水消肿。本案同是脾肾阳虚,腹泻,口干,温补脾肾,化湿止泻,兼养阴止渴,病虽不同,然病机治法类似,精研仲景心法,不拘泥其外象,灵活运用。

(70)滑泄(脾肾阳虚,寒湿内蕴)

患者,男,46 岁,大便滑泄不禁,立则大便遗泄,坐则尚可控制,畏寒明显,双下肢厥冷,舌淡,体胖大,苔白滑腻,脉弱。辨为脾肾阳虚,寒湿内蕴,治以温补脾肾。方药如下:炒党参 15 g、炒白术 10 g、茯苓 15 g、炙甘草 3 g、炒薏苡仁 20 g、山药 20 g、藿香 10 g、焦楂曲各 10 g、葛根 20 g、仙鹤草 15 g、煨木香 10 g、炒陈皮 10 g、防风 6 g、炙黄芪 15 g、升麻 6 g、益智仁 10 g、补骨脂 10 g、骨碎补 10 g、煨诃子 10 g、苍术 10 g、制附子 9 g、黄连 3 g,7 剂,水煎服,每日一剂。7 剂后,症情明显好转,原方加减,共服 2 月,大便成形,畏寒不显。

按:脾肾阳虚,滑脱不禁,温补脾肾,化湿止泻,炒党参、炒白术、苍术、茯苓、甘草、山药、薏苡仁、藿香、焦楂曲健脾化湿止泻,葛根升提脾气为久泻效药,仙鹤草补脾止泻,木香理气止泻,附子温补肾阳,骨碎补、补骨脂、益智仁、诃子温补肾阳,固涩止泻,为国医大师徐景藩治疗久泻药对,效果良好。黄连配伍在大量温药中,反佐清热止泻。

(71)泄泻(脾肾虚寒,湿热内蕴)

患者,牛某,青年男性,泄泻,容易感冒,咽炎,畏寒,舌黄腻,脉虚滑,证属脾肾虚寒,湿热内蕴。一诊:资生九加芡实 10 g、仙鹤草 15 g、葛根 20 g、补骨脂 10 g、吴茱萸 3 g、桔梗 10 g、厚朴 10 g、苏梗 10 g、蝉蜕 10 g、防风 10 g。二诊:如前,好转不明显。三诊:去补骨脂,加诃子 10 g、石榴皮 10 g、附子 10 g,症情见好转。

按:脾肾阳虚,补火暖土,补脾不效,补肾阳起效明显,说明附子的力量强于补骨脂。随访腹泻、咽炎明显好转,该患者长期夜班工作,畏寒明显,患者在家休养后,自述腹泻明显好转,说明生活起居对该病的治疗也是相当重要的。

(72)便秘(气血亏虚)

患者,老年男性,胃癌化疗术后,乏力,便干如栗,轻度贫血,寐欠安,舌淡,苔薄腻,脉滑实,积聚于中,气血亏虚,肠腑失润,治以补气养血、安神。方药如下:太子参 15 g、生白术 20 g、生黄芪 15 g、升麻 6 g、柴胡 6 g、陈皮 6 g、甘草 5 g、生当归 10 g、炒白芍 15 g、丹参 15 g、川芎 6 g、谷麦芽各 20 g、合欢皮 30 g、柏子仁 10 g、生薏苡仁 15 g、莪术 10 g,10 剂,水煎服,每日一剂。

按:化疗术后,大部分患者表现为虚实夹杂证,脉滑实说明邪气内结为实,乏力,舌淡,为气血亏虚证,血虚肠道失润,则便干如栗,故先以补中益气汤,白芍、丹参、川芎补气养血为主,谷麦芽健脾消食,合欢皮解郁活血,柏子仁养心安神、润肠通便,薏苡仁、莪术健脾活血抗癌。

(73)便秘(湿热气滞)

患者,青年女性,便干如栗,腹胀不适,苔薄黄腻,脉滑,辨为湿热气滞证,治以清湿热,理气通腑。方药如下:黄连 3 g、姜半夏 6 g、炒陈皮 6 g、茯苓 10 g、炒枳壳 6 g、姜竹茹 6 g、瓜蒌皮 10 g、瓜蒌子 10 g、决明子 10 g、莱菔子 10 g、炒苦杏仁 10 g、大腹皮 10 g、木香 6 g,7 剂,水煎服,每日一剂。7 剂后,大便通畅,腹胀减轻。

按:脾胃湿热内阻,气机阻滞,大肠不能传导,治以黄连温胆汤清化湿热,瓜蒌、莱菔子、决明子、炒苦杏仁、大腹皮、木香理气通腑。治疗该证时需权衡湿热的轻重,热重可加栀子、石膏、知母,阴伤者加玄参、生地黄、麦冬等。

(74)便秘(脾胃虚弱,食少便秘)

患者,中年女性,食少,乏力,稍反酸,面上长斑,苔薄黄腻,脉濡,证属脾胃虚弱,食少便秘,治以健脾和胃,理气化湿通便,治以六君子汤加生黄芪 15 g、木香 10 g、炒枳壳 10 g、谷麦芽各 20 g、瓦楞子 30 g、香附 10 g、蒲公英 15 g、炒莱菔子

15 g、炒当归 10 g、川芎 6 g、红花 6 g,7 剂,水煎服,每日一剂,药后便秘好转。

按:有能食而便秘者,有不能食而便秘者。能食而便秘一般有痰湿阻滞,阴虚火旺,脾胃积热;不能食而便秘者,大都为脾虚湿阻,食少便秘,不应苦寒通下,而应健脾和胃,纳增大便自然得下,故以六君子汤、黄芪、木香、枳壳、谷麦芽健脾理气化湿、瓦楞子、香附、蒲公英清热制酸,莱菔子理气化痰通便,当归、红花、川芎活血消斑。可重用生白术补脾化湿通便,可用到 30～50 g。

(75)便秘(湿热气滞,热结阴伤)

患者,赵某,女,高三学生,便秘,学习压力大,便干,苔黄腻,腹胀,口干,证属湿热气滞,热结阴伤,治以清化湿热,理气导滞。方药如下:枳实 10 g、枳壳 10 g、大腹皮 10 g、厚朴 10 g、瓜蒌子 10 g、莱菔子 10 g、陈皮 10 g、竹茹 10 g、茯苓 15 g、炙甘草 3 g、紫菀 10 g、玄参 10 g、炒白芍 15 g、生地黄 10 g、知母 10 g、火麻仁 10 g、桃仁 10 g。二诊,大便通畅,心神不安加柏子仁 10 g 养心安神。三诊,感腰酸,加续断 10 g 补肾。四诊,痔疮出血,加槐花 10 g 凉血止血。

按:学习压力大,肝气郁滞,湿热互结,热结伤阴,枳实壳、大腹皮、厚朴、瓜蒌子、莱菔子、陈皮清热化湿理气,竹茹、茯苓利湿,紫菀宣肺化痰,桃仁活血润肠通便,治血以调气,玄参、生地黄、白芍、知母、火麻仁养阴通腑,柏子仁润肠通便,养心安神,槐花凉血止血。该案同时加益生菌培菲康。益生菌无毒副作用,治疗便秘比较安全,常配合使用治疗便秘。

(76)便秘(阴虚胃热)

患者,老年女性,大便干结,腹部胀痛不适,唇干明显,舌红少苔,脉细滑,辨为胃热阴虚气滞证,治以清热养阴、理气通便。方药如下:石膏 20 g、知母 10 g、牛膝 10 g、麦冬 10 g、生地黄 10 g、玄参 10 g、栀子 10 g、石斛 15 g、北沙参 10 g、莱菔子 15 g、决明子 30 g、火麻仁 15 g、炒白芍 20 g、炒枳壳 10 g、槟榔 10 g、蒲公英 30 g,7 剂,水煎服,每日一剂。药后大便通畅,无腹部胀痛,唇干明显好转。

按:脾胃积热,邪热伤阴,腑气不通,气机阻滞,方以玉女煎加味,清热养阴。石膏、知母、栀子、蒲公英清热通便,玄参、生地黄、麦冬、石斛、北沙参、决明子、火麻仁、白芍养阴通便,枳壳、槟榔、莱菔子理气通便,牛膝引火下行。此唇干为阴虚燥热所致。

(77)便秘(湿热伤阴)

患者,口干,舌干涩不利,夜间需饮水,影响睡眠,大便干结,鼻流清涕,前额部隐痛不适,舌红,苔黄腻,脉滑,辨为湿热中阻,心脾积热,治以清火通腑。方药如下:黄连 3 g、姜半夏 6 g、炒陈皮 6 g、茯苓 15 g、甘草 3 g、炒白芍 15 g、川牛膝 10 g、淡竹叶 10 g、栀子 10 g、薏苡仁 30 g、白芷 10 g、知母 10 g、熟大黄 6 g,7 剂,水煎服,每日一剂。二诊,舌干涩好转,大便通畅,但口干明显,上方去熟大黄,加石膏

30 g、麦冬10 g、玄参10 g、生地黄10 g、石斛20 g、夏枯草10 g,15 剂,水煎服,每日一剂。三诊,口干明显好转,鼻流清涕,加苍耳子10 g,10 剂,水煎服,每日一剂。

按:湿热中阻,心脾积热,清热降火,症情稍减,加大清热养阴之力,石膏30 g,合知母为白虎汤,再加增液汤、石斛、夏枯草清肝火,苍耳子透脑止涕,而获效。湿热相合,热重湿轻,可加大清热养阴之力,并不会助湿。

(78) 便秘(脾胃湿热,腑气阻滞)

患者,女,便秘较剧,腹胀明显,大便干结,大便一周未行,泡服番泻叶未解,舌红,苔黄腻,脉弦,辨为脾胃湿热,腑气阻滞,方以黄连温胆汤、四磨汤和小承气汤加减。方药如下:黄连3 g、姜半夏10 g、炒陈皮10 g、茯苓15 g、炒枳壳10 g、姜竹茹6 g、炙甘草6 g、乌药10 g、木香10 g、槟榔10 g、枳实10 g、降香6 g、厚朴10 g、生大黄10 g,水煎服,每日一剂。7 剂后二诊,大便得通,嘱患者减大黄为3 g。

按:患者便秘较顽固,脾胃积热,腑气阻滞,以黄连温胆汤清化脾胃湿热,四磨汤理气通腑,小承气汤通腑泻热。初诊,急则治其标,生大黄通便,二诊减量维持。便秘常见证型还有脾胃阴虚,痰湿中阻,痰热中阻,脾胃虚弱,肺脾气虚,血虚,肝肾阴虚,脾肾阳虚,气滞多为兼夹证型,部分患者如肠粘连,兼血瘀,尚需活血化瘀通腑。

(79) 便秘(心脾积热证,津液亏虚)

患者,缪勤珍,女,61 岁,便干如栗,数日一行,口干明显,夜间数饮凉水始解,舌有火辣之感,舌红苔黄,辨为心脾积热证、津液亏虚。方药如下:黄连3 g、姜半夏6 g、炒陈皮6 g、茯苓10 g、甘草3 g、炒枳壳6 g、姜竹茹6 g、淡竹叶10 g、连翘10 g、火麻仁10 g、牛膝10 g、炒白芍10 g、生当归10 g、麦冬10 g、知母10 g、北沙参10 g、南沙参10 g、石斛15 g、玄参10 g,7 剂。二诊,大便通畅,舌红转淡,苔薄白,舌无火烧感但仍干,继用上方巩固。原方去石斛,加枫斗10 g加强养阴之力,继服7 剂。

按:便秘如栗,口干明显,舌有火辣感,舌红苔黄,为心脾积热、津液亏虚。以黄连温胆汤清心脾积热,淡竹叶、连翘清心火,牛膝引火下行,麦冬、知母、南北沙参、当归、白芍、石斛养阴。清热养阴并重,邪热清,津液复,则症情自解。

(80) 便秘(津亏便秘)

患者,缪某,男,75 岁,便干如栗,苔白干裂,裂纹舌,脉细,辨为津亏便秘,治以增液通腑。方药如下:生地黄15 g、玄参10 g、麦冬10 g、知母10 g、当归10 g、白芍10 g、火麻仁10 g、炒苦杏仁10 g、炒枳实10 g、炒决明子15 g、北沙参15 g、太子参15 g、生何首乌10 g。

按:苔干裂纹满布,为津亏便秘,增液汤、知母、白芍、当归、火麻仁、苦杏仁、决明子、北沙参、太子参、生何首乌润肠通便。

(81) 便秘(肝肾阴虚)

患者,杨某,女,51岁,便干秘结难下,嗳气,纳少,寐欠安,舌红,少苔,稍腻,脉细,辨为肾阴亏虚,胃气不和,治以补益肝肾,兼和胃气。方药如下:生地黄15 g、山药10 g、山萸肉12 g、泽泻6 g、当归10 g、白芍15 g、知母10 g、枳壳10 g、木香6 g、姜竹茹6 g、薏苡仁15 g、炒酸枣仁15 g、炒谷芽15 g,10剂,水冲服,每日一剂。二诊,大便通畅,嗳气好转。

按:肝肾阴虚,肠腑湿润,以归芍地黄汤、知母滋阴养血,枳壳、木香、竹茹理气和胃降逆,薏苡仁化湿,炒酸枣仁养心安神,谷芽消食。

(82) 便秘(痰瘀互结,腑气不通)

患者,华某,女,72岁,乏力,行动迟缓,头晕,步态不稳,磁共振检查提示脑内有腔梗,便秘,舌苔黄厚腻,质暗,脉滑。痰瘀互结,腑气不通,治以清热化痰通腑,化瘀通络。方药如下:黄连3 g、姜半夏6 g、陈皮6 g、茯苓10 g、炒枳壳6 g、姜竹茹6 g、甘草6 g、木香6 g、炒白术10 g、瓜蒌子10 g、瓜蒌皮10 g、炒莱菔子10 g、大腹皮10 g、炒当归10 g、厚朴6 g、石菖蒲12 g、郁金10 g、决明子10 g、豆蔻3 g、粉葛10 g、川芎6 g、丹参10 g、蜈蚣1 g。二诊,便通,精神好转,行走转稳。苔仍黄厚腻,痼疾非一时之功,须长久调理,膏丸剂维持治疗。

按:黄连温胆汤基础方清热化湿,配合瓜蒌子、瓜蒌皮、莱菔子、大腹皮、厚朴、决明子理气导滞通便,当归活血润肠通便,川芎、丹参、粉葛活血化瘀,蜈蚣熄风止痉通络,对脑血管疾病有良好作用。

(83) 大便不畅(脾胃虚弱,湿热内蕴)

患者,陶某,男,24岁,大便不畅,肛门坠胀,舌淡红,苔黄腻,脉濡滑。辨为脾胃虚弱,湿热内蕴,气机阻滞,治以健脾化湿,理气通腑。方药如下:木香10 g、炒党参15 g、炒白术10 g、茯苓15 g、甘草5 g、炒陈皮10 g、姜半夏10 g、砂仁5 g(后下)、瓜蒌子10 g、瓜蒌皮10 g、姜厚朴10 g、炒枳壳10 g、姜竹茹10 g、乌药10 g、石菖蒲10 g、炒当归10 g、升麻6 g、大腹皮10 g,7剂,水煎服,每日一剂。二诊,述肛门坠胀明显好转,原方继服。

按:脾胃虚弱,内生湿邪,湿蕴化热,湿邪易于阻滞气机,气滞血瘀,故大便不畅,肛门坠胀。方以香砂六君子汤健脾化湿理气,瓜蒌子、瓜蒌皮、石菖蒲、姜厚朴、大腹皮、炒枳壳、姜竹茹化痰理气通腑,乌药善行下焦气滞,升麻升提脾气,炒当归行血润肠,调气行血,以除肛门下坠感。

(84) 胰腺导管内乳头状腺瘤(肝胆湿热,脾胃虚弱)

患者,中年女性,胰腺导管内乳头状腺瘤,大小1.5 cm,苔薄黄腻,便溏,脉濡滑,证属肝胆湿热,脾胃虚弱,治以清化肝胆湿热,健脾止泻。方以柴苓温胆汤加参苓白术散,消瘰丸加僵蚕10 g、莪术15 g、蛇舌草30 g、半枝莲15 g、八月札15 g。

随访年余,病情稳定。

按:脾胃亏虚,肝胆湿热,气滞血瘀。参苓白术散健脾,柴芩温胆汤清化肝胆湿热,消瘰丸化痰软坚散结,蛇舌草、半枝莲、莪术、八月札解毒化瘀,疏肝理气。

4. 肝胆

(1) 胆结石伴胆囊炎(肝胆湿热)

患者,青年男性,胆囊多发小结石,舌红,苔黄腻,脉弦滑,证属肝胆湿热,治以清利肝胆湿热,方以柴芩清胆汤加金钱草30 g、郁金10 g、茵陈30 g、赤芍10 g、木香10 g、鸡内金10 g、鸡骨草30 g、威灵仙30 g、延胡索20 g。3个月后复查,B超显示胆囊未见结石。

按:一般急性胆囊炎大都从肝胆湿热论治,选用大柴胡汤加减,袁师喜用柴芩清胆汤加味,如有胆结石合用胆道排石汤(茵陈、金钱草、郁金、鸡内金、枳壳、木香、生大黄),袁师加威灵仙扩张胆道平滑肌,赤芍、延胡索理气活血止痛。急性炎症早期如乙肝可加少量活血化瘀药物以改善急性炎症。如湿热伤阴合一贯煎加减,如夹脾胃虚弱,大便稀溏者合参苓白术散加减。

(2) 胁痛(肝胆湿热)

患者,女性,57岁,右胁痛较剧,苔黄腻,脉弦滑,CT显示胆总管扩张,治以清化肝胆湿热,方以大柴胡汤加减。方药如下:醋柴胡6 g、黄芩10 g、炒枳壳10 g、姜半夏6 g、炒党参10 g、白芍10 g、炒枳壳6 g、甘草3 g、金钱草30 g、郁金10 g、鸡内金10 g、虎杖15 g、延胡索10 g、木香6 g、赤芍10 g。二诊,胁痛明显好转,原方继续服用10剂,已经不感胁痛。

按:胁痛发作期大都从肝胆湿热论治,CT显示胆总管扩张,疑有胆总管扩张,患者比较劳累,大便不干,故以大柴胡汤去大黄,加党参,合三金汤、虎杖利胆排石,赤芍活血止痛,木香、延胡索理气止痛。

(3) 胆总管结石(肝胆湿热,肝火反胃)

患者,邓某,发热胁痛黄疸,CT显示胆总管末端小结石,考虑患者结石较小,先以抗感染、保肝治疗,患者症见心下胀痛明显,按之痛剧,恶心欲吐,纳少,口苦口干,便干。《伤寒论·少阳病篇》:"呕而发热者,小柴胡汤主之","按之心下满痛者,此为实也,当下之,宜大柴胡汤",遂以大柴胡汤和四金汤加减。方药如下:炒柴胡10 g、黄芩15 g、姜半夏6 g、生大黄10 g(后下)、炒枳实10 g、炒白芍20 g、生姜3 g、大枣10 g、金钱草30 g、郁金10 g、鸡内金10 g、瓜蒌皮10 g,7剂,水煎服,每日一剂。患者服后,大便通畅,腹痛好转。

按:患者云平素大便可,今便结,考虑肝胆热盛,阻滞气机所致。服药后大便次多,舌淡,苔转薄腻,微黄,纳差,"见肝之病,知肝传脾,当先实脾",二诊,生大黄减为 6 g,仿柴胡加芒硝汤意,加党参 10 g、陈皮 10 g、谷芽、麦芽各 20 g 调护脾胃。半月后 MRCP(磁共振胰胆管造影)示结石消失,以香砂六君子汤加柴胡、金钱草等善后。急则治其标,先以大柴胡汤下之,苦寒败胃,故后加入调护脾胃之品,以顾护胃气。分阶段治疗,分清标本缓急。

(4)胆囊息肉(肝胆湿热加瘀)

患者,男,38 岁,右胁痛不适,B 超示胆囊息肉,舌红,苔白腻黄厚,脉弦滑,证属肝胆湿热夹瘀,治以清化肝胆湿热,活血散结。方药如下:柴胡 10 g、黄芩 10 g、姜半夏 10 g、炒陈皮 6 g、茯苓 15 g、炒枳壳 10 g、姜竹茹 6 g、金钱草 20 g、鸡内金 10 g、鸡骨草 30 g、夏枯草 15 g、赤芍 10 g、当归 10 g、莪术 10 g、薏苡仁 30 g、厚朴 10 g、郁金 10 g,10 剂,水煎服,每日一剂。

按:胆囊炎发作大都为肝胆湿热,湿热阻滞气机,气滞血瘀,结成息肉。柴芩清胆汤、金钱草、鸡骨草、夏枯草清化肝胆湿热,赤芍、当归、莪术、鸡内金活血散结,薏苡仁、厚朴、郁金加强化湿之力。

(5)慢性乙型肝炎(肝胆湿热)

患者,女,48 岁,既往有慢性乙型病毒性肝炎病史,未予西药抗病毒治疗,目前感乏力,口苦口干,纳可,二便可,舌红,苔黄腻,脉弦滑,证属肝胆湿热,治以清化肝胆湿热。方药如下:柴胡 10 g、黄芩 10 g、薏苡仁 15 g、泽泻 10 g、炒陈皮 6 g、茯苓 15 g、茵陈 30 g、平地木 30 g、垂盆草 30 g、炒当归 10 g、炒白芍 10 g、绞股蓝 15 g、丹参 15 g、野葡萄根 30 g、马鞭草 30 g、鸡骨草 30 g、黄精 10 g、牡丹皮 6 g、葛根 15 g、炙甘草 6 g、炒苍术 15 g、北沙参 10 g,14 剂,水煎服,每日一剂。

按:该患者对中医药治疗敏感,经中医药治疗后,乙肝病毒定量可转阴。发作期大多为肝胆湿热,治以清化肝胆湿热,解毒活血。柴胡、黄芩、薏苡仁、泽泻、陈皮、茯苓、茵陈、平地木、垂盆草、马鞭草、鸡骨草、野葡萄根清化肝胆湿热,丹参、丹皮、黄精、绞股蓝活血降脂,葛根升清活血止渴,当归、炒白芍养肝血,苍术化湿抗病毒,北沙参养阴。

(6)黄疸(肝胆湿热夹瘀)

患者,夏某,男,62 岁,2 月前行胆囊切除术,10 天前突发上腹部疼痛,伴身目尿黄,CT 显示胆总管结石,予 ERCP(经内镜逆行胰胆管造影术)取石后,黄疸消退缓慢。刻下:身目黄染,舌红,质暗,苔黄腻,便软尿黄,脉弦滑,辨为肝胆湿热夹瘀证。首诊予:茵陈 60 g、栀子 10 g、制大黄 6 g、金钱草 30 g、鸡内金 9 g、广郁金 10 g、生薏苡仁 20 g、炒薏苡仁 20 g、赤芍 30 g、三棱 10 g、莪术 10 g、炒当归 10 g、炒僵蚕 10 g、丝瓜络 10 g、牛膝 10 g、香附 10 g,10 剂。二诊,黄疸消退,便软次多,上方加桂枝 10 g、炒白术 10 g、穿山甲 6 g,10 剂。三诊,黄疸减轻,腹柔软无压痛,方以:茵陈 15 g、金钱草 15 g、鸡内金 9 g、三棱 10 g、莪术 10 g、炒丝瓜络 10 g、牛膝

10 g、炒薏苡仁 20 g、制香附 10 g、桂枝 6 g、炒白术 10 g、桃仁 10 g、土鳖虫 10 g、茯苓 10 g、生山楂 10 g，7 剂。随访 1 月，黄疸消退，肝功能正常。

按：该黄疸为阳黄，方以茵陈蒿汤和四金汤利胆退黄，薏苡仁、丝瓜络、僵蚕化湿通络，赤芍、三棱、莪术、当归、僵蚕、穿山甲、土鳖虫化瘀通络退黄，配合牛膝活血下行，香附疏肝理气。二诊加用桂枝温阳利湿，白术健脾和胃，防寒凉败胃，顾护胃气，穿山甲加强行瘀活血之力。三诊症情已有明显改善，继用前方，稍减剂量。利胆退黄本为常法，但该患者瘀胆日久，术后留瘀，故重用活血通络退黄，大剂量寒凉化瘀药中，可配用桂枝、白术顾护脾胃。

(7) 肝囊肿（气滞血瘀，痰水内停）

患者，刘某，女，42 岁，B 超示肝囊肿，大小约 4.2 cm×4.8 cm，较前增大，无特殊不适，舌淡红，苔薄白，脉细弦。至袁师处就诊，袁师认为该病辨证主要为气滞血瘀，痰水内停。治以理气化痰、利水化瘀，方以逍遥散和消瘰丸加减。后患者复查 B 超，大小如前。方药如下：醋柴胡 6 g、炒当归 10 g、炒白芍 10 g、茯苓 15 g、炒白术 10 g、甘草 6 g、薄荷 6 g、玄参 15 g、煅牡蛎 30 g、泽泻 10 g、桂枝 10 g、桃仁 10 g、牡丹皮 10 g、三棱 10 g、莪术 10 g。

按：肝囊肿是一种良性疾病，一般不需要特殊治疗，但部分患者增长迅速，有破裂的可能。袁师认为，该病为肝经气滞痰水内停、夹瘀所致。一般选用疏肝健脾的逍遥散，通阳利水的五苓散，化瘀利水的桂枝茯苓丸，化痰软坚的消瘰丸加减。收到了不错的临床疗效。消瘰丸出自清代程国彭《医学心悟》一书，原本用于治疗瘰疬一病，指出该方"此方奇效，治愈者不可胜计。予刻方普送矣"。袁师临床运用该方，适当配伍，可以用来治疗乳腺疾病、甲状腺结节、良恶性肿瘤（如淋巴瘤）及囊肿性疾病等多种疾病，都取得了较好的疗效，扩大了该方的主治范围。

(8) 肝脓肿恢复期（湿毒内蕴，蕴而成脓）

患者，老年男性，既往有糖尿病史，高热，右上腹疼痛，诊为肝脓肿，经抗感染治疗后，热退出院。目前肝脓肿吸收缓慢，纳可，大便稍溏薄，苔黄厚腻，脉滑，证属湿毒内蕴，蕴而成脓，治以清热解毒、化湿排脓。方以三仁汤加生黄芪 30 g、皂荚刺 20 g、炒苍术 15 g、扁豆衣 10 g、山药 20 g、金银花 15 g、蒲公英 15 g、野菊花 30 g、紫花地丁 15 g、生甘草 6 g、浙贝母 10 g，10 剂，水煎服，每日一剂。经治后脓肿吸收。

按：肝脓肿常继发于肝胆结石及糖尿病患者，该案以三仁汤、浙贝母、皂荚刺、苍术化湿排脓，生黄芪、生甘草补气托疮排脓，五味消毒饮清热解毒，山药、扁豆衣补脾扶正，祛邪兼顾扶正。

(9) 脂肪肝伴肝损（脾胃湿热，壅滞肝胆）

患者，承某，中年男性，形体肥胖，脂肪肝伴肝损，大便溏薄，舌暗红，苔薄滑腻，脉濡滑,证属脾胃湿热,壅滞肝胆。先治以袁Ⅰ号方少效;后予参苓白术散加炒苍术 15 g、丹参 15 g、黄精 10 g、赤芍 10 g、夏枯草 15 g、鸡骨草 30 g、茵陈 30 g、泽兰 10 g、泽泻 10 g、生山楂 30 g、醋柴胡 10 g、炒黄芩 10 g;大便转干后予三仁汤加丹参 15 g、黄精 10 g、生山楂 30 g、决明子 15 g、石菖蒲 6 g、柴胡 10 g、茵陈 30 g、赤芍 10 g、当归 10 g、鸡骨草 30 g、荷叶 10 g、绞股蓝 15 g。经治后脂肪肝好转,肝功能恢复正常。

按: 袁师认为对慢性肝病的治疗应肝脾同调,更应从脾论治,该案从清化肝胆湿热入手,效果不显,从脾论治,祛除痰湿后,肝病好转。故脂肪肝属脾胃湿热,壅滞肝胆,论治重在健脾化痰湿。参苓白术散健脾,三仁汤祛湿热,丹参、当归、赤芍、泽兰活血化瘀,泽泻、山楂、黄精、茵陈、绞股蓝、荷叶、石菖蒲、决明子皆为祛湿降脂之品,佐鸡骨草、黄芩清化肝胆湿热,保肝降酶,柴胡引入肝经。

(10)肝硬化(湿热伤阴,肝脾血瘀,脾气亏虚证)

患者, 有慢性乙肝多年,近年发现已成肝硬化,证见乏力、便溏、口干、苔少、根中薄黄腻苔、脉弦细滑。证为湿热伤阴,肝脾血瘀,治以健脾化瘀、清化湿热,佐以养阴。方药如下:木香 10 g、砂仁 5 g、太子参 15 g、炒白术 10 g、茯苓 15 g、炒陈皮 6 g、姜半夏 10 g、炙甘草 6 g、炒当归 10 g、炒白芍 10 g、丹参 15 g、黄精 15 g、生地黄 15 g、鸡内金 10 g、茜草 10 g、鸡骨草 30 g、垂盆草 30 g、粉葛 15 g、北沙参 10 g、炙鳖甲 15 g、炒薏苡仁 5 g、木瓜 10 g、生牡蛎 30 g(先煎)。10 剂,水煎服,每日一剂。

按: 袁师认为慢性乙肝发展至肝硬化阶段,脾虚是贯穿于此整个病程的基本原因,重视健脾法在肝硬化治疗中的运用。湿热重时以袁Ⅰ号方清化湿热,湿热不显时以归芍六君汤养肝健脾。该案中,以归芍六君汤、薏苡仁养肝健脾,丹参、黄精、茜草、葛根、鳖甲、牡蛎活血化瘀软坚消癥,生地黄、北沙参养阴,木瓜化湿,鸡内金消食健脾,鸡骨草、垂盆草保肝退黄。

(11)肝硬化伴 AFP 显著升高(湿热蕴结)

患者, 黄某,男,1979 年 3 月出生,2014 年 8 月 7 日初诊,慢性乙型肝炎肝硬化,大三阳,ALT 12～65 U/L,AFP 大于 1210 U/L,症见乏力神倦,身热易汗,口苦便溏,苔薄腻黄,舌质偏红,脉细弦,辨为湿热蕴结。方药如下:柴胡 10 g、黄芩 10 g、陈皮 10 g、茯苓 15 g、生薏苡仁 15 g、泽泻 10 g、橘叶 10 g、平地木 10 g、茵陈 20 g、生山楂 15 g、甘草 5 g、垂盆草 30 g、鸡骨草 30 g、鸡内金 10 g、赤芍 15 g、炙鳖甲15 g、郁金 10 g、炒枳壳 10 g、炒苍术 15 g、焦楂曲各 15 g,15 剂,水煎服,每日一剂。8 月 22 日二诊,AFP 1642 U/L,HBV-DNA 正常,纳寐可,大便欠实,苔薄质暗,脉濡。上方加炒苍术 15 g、天龙 6 g、黑山栀 10 g、茜草 12 g,15 剂,水煎服,每日一剂。9 月 5 日三诊,大便转实,口苦好转,寐欠安,上方加炒酸枣仁 20 g,8 剂,水煎服,每日一剂。9月15日四诊,AFP 1240 U/L,右胁不适,二便可,纳可,寐欠安,苔薄腻微黄,脉濡,上方加合欢皮 15 g,10 剂。10 月 2 日,苔腻微黄,面部痤疮增多,纳谷欠香,上方加泽兰 10 g,茵陈加为 45 g,20 剂。10 月 21 日腹胀时作,苔薄白腻,脉濡,上方去栀子,加豆蔻 6 g,20 剂。11 月 11 日,诸症好转,苔薄质暗,有紫气,上方加土鳖虫 10 g,7 剂。11 月 24 日,血常规、肝功能、AFP 正常,HBV－DNA 正常,纳寐不佳,上方加木香 10 g,煅磁石 30 g,香附 10 g,15 剂。12 月 5日,苔薄,舌质暗紫,上方膏方。上方加减,肝功能正常,2017 年 8 月 7 日,查两对半,为小三阳。

按: 慢性乙型肝炎肝硬化炎性活动,袁师大都采用袁 I 号方治疗,该方由小柴胡汤合茵陈五苓散化裁,平地木退黄,垂盆草保肝降酶,橘叶疏肝理气不伤阴,生山楂活血保肝,再加鸡骨草保肝,鸡内金消积健胃,赤芍活血退黄,鳖甲软坚散结,郁金、枳壳活血理气,苍术化湿止泻,六神曲化湿。后再加天龙解毒抗癌,栀子清热退黄、茜草、泽兰活血利水,土鳖虫活血化瘀散结,香附、木香、豆蔻理气化湿和胃,酸枣仁、合欢皮、煅磁石养心解郁,重镇安神。慢性肝炎活动期大都表现为湿热证,湿热蕴蒸可表现为面部痤疮,治疗原发病即可。清化湿热后,病情得到控制,血常规、肝功能、AFP 正常,HBV－DNA 正常,尤其值得一提的是 AFP 从大于 1210 U/L到恢复正常。该案全程未采用西药抗病毒治疗,说明中医药治疗慢性肝病是有效的。

(12) 原发性胆汁性肝硬化(肝肾阴虚,湿热夹瘀)

患者,女,王某,57 岁,诊为原发性胆汁性肝硬化 2 年,服用熊去氧胆酸治疗,少效。至袁师处求诊,症见头晕、口干、苔薄净、质暗红、脉细弦,辨为肝肾阴虚、湿热夹瘀,治以滋阴利湿、活血软坚,方以一贯煎加减。方药如下:生地 15 g、北沙参10 g、枸杞子 10 g、麦冬 10 g、葛根 20 g、丹参 15 g、黄精 10 g、郁金 10 g、炙鳖甲15 g、土鳖虫 10 g、鸡内金 10 g、泽兰 10 g、泽泻 10 g、茵陈 50 g、垂盆草 30 g。二诊,加赤芍 15 g、炒当归 10 g、煅瓦楞子 15 g、炒白术 15 g、丹皮 10 g、炒枳壳 10 g、姜竹茹 6 g。后阴液见复,与归芍六君汤配伍活血软坚利湿之品,守方而治,病情趋于稳定。

按: 原发性胆汁性肝硬化是一种自身免疫性疾病,好发于中老年女性,以血清AMA－M2 为特异性抗体,临床主要予熊去氧胆酸、糖皮质激素及免疫抑制剂治疗,但临床疗效不良,常进展于终末期肝硬化。该患者采用中医药辨治,疗效确切。袁师指出,一般肝硬化患者,坚持服用 4 年,大功始成。《格致余论·鼓胀论》指出:"此病之起,或三五年,或十余年,根深矣,势笃矣,欲求速效,自求祸耳",部分患者出现病情逆转,肝功能稳定,肝纤维化程度减轻,说明部分肝硬化是可逆的。一般缓解期以肝郁脾虚、湿热夹瘀为主证,以归芍六君汤和丹参黄精汤加减。袁师指出,肝郁脾虚贯穿于肝硬化的整个病程中,即使阴虚水停患者,滋阴的同时,也要配伍健脾,一方面可健运脾胃,以化滋阴之药;另一方面培土制水。《医学入门·鼓胀》:"治胀必补中行湿。"发作期则仍多见湿热瘀滞证为主,方选袁Ⅰ号方加减,清化湿热瘀血。终末期肝硬化常表现为肝肾阴虚、瘀血阻滞、肝郁脾虚、水饮内停等复杂证候,治疗较为困难。该患者始以肝肾阴虚为主证,以一贯煎滋阴为主,配伍丹参、泽兰、土鳖虫、炙鳖甲活血软坚。后以归芍六君丸配伍活血软坚,清利肝胆湿热巩固治疗,病情缓解稳定。袁师指出土鳖虫与鳖甲、蒲黄具有缩脾之效,用于脾肿大的治疗。

(13)原发性胆汁性肝硬化(肝肾阴虚,肝郁脾虚)

患者,女,52岁,患者发现原发性胆汁性肝硬化多年,现感口干、咽部不适,大便溏薄,舌红,少苔,脉细弦,辨为肝肾阴虚、肝郁脾虚证,治以养肝健脾、养阴活血软坚。方药如下:炒当归10 g、炒白芍10 g、太子参15 g、炒白术10 g、茯苓15 g、炙甘草6 g、陈皮6 g、炙鳖甲15 g、丹参10 g、黄精10 g、蛇舌草30 g、半枝莲30 g、莪术10 g、柏子仁10 g、玄参10 g、合欢皮15 g、焦楂曲各15 g、炒扁豆衣10 g、山药15 g、桔梗6 g、牡蛎30 g、北沙参10 g、石斛15 g、麦冬10 g、生地黄15 g、葛根15 g,以上方加减数年,病情控制稳定。

按:慢性肝病后期,湿热伤阴,多见肝肾阴虚证,肝郁脾虚贯穿于整个肝病病程中,方以归芍六君子汤和一贯煎加减,阴虚内热,故去半夏。鳖甲、牡蛎、丹参、黄精活血软坚,蛇舌草、半枝莲、莪术解毒抗癌,玄麦甘桔汤养阴利咽,焦楂曲、山药、扁豆衣、葛根健脾升阳止泻。

(14)鼓胀(阴虚鼓胀,水气内停,癌毒内结)

患者,老年男性,慢性乙肝肝硬化并发肝癌,现腹大如鼓,腹胀明显,大便秘结难解,小便量少,舌红少苔,脉细弦,辨为阴虚鼓胀、癌毒内结,治以健脾养阴、化瘀利水、解毒抗癌。方药如下:木香10 g、太子参15 g、炒白术10 g、茯苓15 g、炒陈皮6 g、炙甘草6 g、炒当归10 g、炒白芍10 g、泽兰10 g、炙鳖甲15 g、枫斗10 g、褚实子10 g、白茅根15 g、大腹皮10 g、猪苓15 g、车前子15 g、牛膝10 g、泽泻10 g、蝼蛄6 g、河白草30 g、蛇舌草30 g、半枝莲30 g、天龙5 g、丹参15 g、黄精10 g、路路通10 g、莪术10 g、炙鸡内金10 g、生大黄10 g(后下),10剂,水煎服,每日一剂。二诊,腹水明显消退,去河白草,加蟋蟀通络利水。15剂,水煎服,每日一剂。

按:阴虚鼓胀,调治较难,容易发生严重并发症,袁师以归芍六君子汤去半夏之辛热,合鸡内金健脾养肝,顾护脾胃,培土制水,兰豆枫褚汤养阴利水,猪苓、车前子、牛膝、泽泻、河白草、蝼蛄、白茅根利水消肿,丹参、黄精、鳖甲活血软坚散结,蛇舌草、半枝莲、莪术、天龙解毒抗癌,生大黄清热通便,可预防肝性脑病的发生。二诊,去河白草,加蟋蟀通络利水。以期邪水祛,真阴复,癌毒得清之效。

(15) 眩晕(痰热夹瘀,肝阳上扰)

患者,老年女性,眩晕,头痛,不寐,舌暗红,苔黄腻,脉弦滑,证属痰热夹瘀,肝阳上扰,治以清化痰热、活血化瘀、平肝潜阳。方药如下:芩连温胆汤加天麻 10 g、白芷 10 g、川芎 6 g、桃仁 10 g、葛根 20 g、石决明 30 g(先煎)、炒酸枣仁 15 g,10 剂,水煎服,每日一剂。二诊,眩晕头痛好转,黄腻苔退去,舌红少苔,再合六味地黄丸补肝肾。

按:痰热阻滞,风阳上扰,瘀血阻滞,先以芩连温胆汤清化湿热,白芷、川芎名都梁丸祛风止痛,葛根、桃仁活血化瘀,改善供血,石决明平肝潜阳,炒酸枣仁养心安神。标实去,则合六味地黄丸补肝肾标本兼治。

(16) 眩晕(气虚不升)

患者,女,23 岁,有颈椎病史,服装厂工人,每日工作 12 小时,头晕不适,乏力明显,舌淡,苔薄白,脉细,辨为气虚不升,夹有血瘀,治以补气升提,兼以活血化瘀。方药如下:炙黄芪 10 g、炒党参 10 g、炒白术 10 g、炒当归 10 g、升麻 6 g、炒柴胡 6 g、炙甘草 3 g、陈皮 6 g、丹参 10 g、葛根 15 g、川芎 6 g、桃仁 10 g,7 剂,水煎服,每日一剂。二诊,头晕好转,原方继服 10 剂。

按:"劳则气耗",清气不升,既往有颈椎病史,瘀血阻滞,则头晕不适,以补中益气汤补气升提,丹参、葛根、川芎、桃仁活血化瘀,头晕好转。

(17) 眩晕(阴虚血瘀证夹痰)

患者,青年男性,既往有多年强直性脊柱炎病史,先感头晕腰痛,咽喉不利,咯痰少量,寐欠安,舌红少苔,质暗,脉细弦,辨为肾阴亏虚,瘀血阻滞,夹痰,治以补肾清热、化瘀通络,佐以清热化痰散结。方药如下:生地黄 15 g、山药 15 g、山茱萸 15 g、泽泻 15 g、茯苓 15 g、牡丹皮 6 g、熟地黄 15 g、葛根 20 g、丹参 15 g、川芎 10 g、桃仁 10 g、赤芍 10 g、桔梗 10 g、甘草 5 g、玄参 10 g、炒酸枣仁 15 g、知母 10 g、浙贝母 10 g、续断 10 g、川牛膝 10 g、薄荷 6 g(后下)、连翘 12 g、蜈蚣 1 条。

按:患者患痹日久,久病及肾,或过用风药,辛温除痹,耗伤阴液,又久痛入络,而致阴虚血瘀证,阴虚生内热,虚火灼津为痰,导致咳嗽少痰,咽喉不利。该案以六味地黄汤、知母、玄参滋补肾阴,续断、牛膝阳中求阴,丹参、葛根、川芎、桃仁、赤芍活血化瘀,蜈蚣通络止痛,桔梗、浙贝母化痰利咽,薄荷、连翘清热利咽。肾精填,瘀血化,虚热清则诸症自除。

(18) 头痛(风寒证)

患者,女,28 岁,产后受风后头痛,有紧缩感,遇风加重,多方治疗少效,常服止痛药,舌稍红,苔薄白腻,脉弦,辨为风寒证,方选川芎茶调散。方药如下:川芎 6 g、荆芥 10 g、防风 10 g、细辛 3 g、白芷 10 g、甘草 6 g、羌活 10 g,7 剂,水煎服,每日一剂。二诊,好转。

按：症状典型，舍舌从症，川芎茶调散原方，效如桴鼓，值得仿效。川芎祛风理气活血止痛，荆芥、防风、羌活祛风化湿解表，细辛解表温阳止痛，白芷祛风止痛，甘草调和诸药。

（19）头痛（肝郁化火，上扰头窍）

患者，中年女性，头晕，头痛，大便时溏，苔薄黄，左关弦，证属肝郁化火，上扰头窍，方以丹栀逍遥散加夏枯草 15 g、白蒺藜 10 g、石决明 30 g（先煎）、川芎 6 g。服后，头晕、头痛好转。

按：肝郁化火上炎则头痛，肝阳上扰则头晕，肝郁脾虚则便溏，治以丹栀逍遥散清肝疏肝健脾，夏枯草、白蒺藜清肝火，石决明平肝清肝，川芎上行头目，理气活血止痛。

（20）面瘫（风痰阻络）

患者，女，53 岁，不慎感风寒，突发面瘫，经西医激素、营养神经及中医针灸治疗后，症情好转，但口歪未复，舌淡，苔薄白腻，脉弦滑，辨为风痰阻络，治以祛风化痰，活血通络。方药如下：炒当归 10 g、川芎 10 g、白芷 10 g、防风 10 g、荆芥 10 g、薄荷 6 g、甘草 5 g、赤芍 10 g、炒僵蚕 10 g、炙蜈蚣 1 条，10 剂，水煎服，每日一剂。二诊，口歪好转，原方继服 10 剂，口歪复旧。

按：面瘫大都从风痰阻络论治，荆芥、防风、白芷祛风，僵蚕、蜈蚣化痰通络，当归、川芎、赤芍活血化瘀，甘草缓急。其中，蜈蚣为通络良药，"善理脑髓"，可用于多种神经系统疾病的治疗。

（21）面肌痉挛（脾虚肝旺转阴虚风动）

患者，左眼跳动不止，MRI 排除压迫，诊为面肌痉挛，伴便溏，苔薄白，脉细弦，证属脾虚肝旺，治以健脾平肝熄风，方以参苓白术散加天麻 10 g、僵蚕 10 g、全蝎 5 g、蜈蚣 3 g、炒白芍 30 g。二诊，舌红，少苔，证属阴虚风动，治以养阴镇肝，方以镇肝熄风汤加减。

按：左眼跳动不止，风动也，脾虚肝木失养，虚风内动，补脾平肝熄风。肝肾阴虚，阳亢化风予天麻钩藤饮、镇肝熄风汤加减。胃阴虚，肝风内动，予沙参麦冬汤合天麻钩藤饮加减。痰热风动，黄连温胆汤加平肝熄风，夹瘀血者予桃红四物汤，气血亏虚者予八珍汤加减。

5. 肾系

（1）水肿（阴虚血瘀，水饮内停）

患者，老年男性，单侧下肢水肿，B 超示双下肢动静脉未见异常，舌红少苔，质暗，证属阴虚血瘀，水饮内停。方以活络效灵丹加牛膝 10 g、车前子 15 g（包煎）、生黄芪15 g、葛根20 g、地龙10 g、陈皮10 g,10剂,水冲服,每日一剂。二诊,水肿消退,加六味地黄丸补肾阴。

按：阴水治以补脾肾,清化湿热,活血化瘀,利水消肿,有外感者,宣肺利水。肾虚有阴虚、阳虚之别,阳虚者济生肾气,阴虚者济生肾气去附子、肉桂,加知母、黄柏。久病入络可加全蝎、僵蚕虫类通络,桃红四物汤、鬼箭羽、丹参、益母草、泽兰等活血化瘀。清化湿热可选蛇舌草、荔枝草、青风藤、穿山龙、蒲公英、六月雪、荠菜花等,泄浊可选土茯苓、牡蛎、大黄等,化湿可选豆蔻、砂仁、藿香、佩兰、苍白术、薏苡仁,血尿加大小蓟、地榆、槐花、仙鹤草、茜草、紫草、紫珠草、墨旱莲等。降尿蛋白可加山药、芡实、金樱子收涩。补肾阴可选枸杞子、制首乌、桑葚、生熟地、女贞子、墨旱莲、黑豆衣、楮实子,补肾阳可用续断、杜仲、桑寄生、牛膝、淫羊藿、菟丝子、巴戟天温润之品。利水予五苓散、五皮饮、车前子、玉米须、葫芦瓢、白茅根等。水肿"其本在肾,其制在脾,其标在肺""血不利则为水"。该案重在活血利水,以活络效灵丹、葛根、地龙活血通络,车前子、牛膝利水消肿,生黄芪补气利水,陈皮理气,气行则水行。六味地黄丸补肾治本。

(2) 慢性肾衰竭(肾虚湿热)

患者,强某,男,43岁,2005年2月21日初诊。患者诉乏力,头晕,恶心,尿量可,夜尿2~3次,大便偏干,舌质暗,苔黄腻,脉弦细。肾功能:Scr 220.7 μmol/L,BUN 26.84 mmol/L,UA 631 μmol/L。西医诊断:CRF(代偿期)IgA肾病;中医诊断:肾劳(肾虚湿热)。治以健脾益肾,泻浊化瘀。方以肾衰方加玉米须30 g、半夏10 g。3月9日患者恶心已无,夜尿一次,饮食、精神好转,大便偏干。BUN 10.7 mmol/L,Scr 170.9 μmol/L,UA 489 μmol/L。原方制大黄改10 g,继服。5月31日 BUN 11.1 mmol/L,Scr 131.9 μmol/L,UA 478.05 μmol/L,继服。7月26日 BUN 7.4 mmol/L,Scr 146.3 μmol/L,UA 543 μmol/L,继服。9月20日患者因工作原因停服汤剂,口服保肾片及开同4片,每日3次。BUN 13.7 mmol/L,Scr 180.9 μmol/L,UA 589 μmol/L。病情控制不良。患者继服汤剂。2006年1月3日 BUN 8.0 mmol/L,Scr 140 μmol/L。2006年2月21日 BUN 8.72 mmol/L,Scr 118.2 μmol/L,UA 496.8 μmol/L。患者定期门诊,规律服药,病情控制良好。2007年1月8日门诊时患者 BUN 8.01 mmol/L,Scr 117.5 μmol/L,UA 513.8 μmol/L。

按：肾衰方是治疗慢性肾衰竭的经验方,是在中医辨证论治基础上,辨证与辨病相结合,参考中药功效和现代药理研究,针对CRF氮质血症期患者为主要对象配制而成。方药如下:生黄芪、炒党参、生薏苡仁、淮山药、杜仲、菟丝子、车前子、丹参、土茯苓、制大黄等。该方有健脾益肾、益气养阴、活血泄浊的功效。方中黄芪、党参、生薏苡仁、淮山药等健脾益气,菟丝子、杜仲等补肝益肾,丹参活血化瘀,车前子、土茯苓等渗湿泄浊,大黄通腑泄浊。

（3）慢性前列腺炎（湿热下注）

患者,中年男性,下腹部隐痛不适,苔黄厚腻,脉滑,诊为前列腺炎,证属湿热下注,治以三仁汤加车前草 15 g、牛膝 10 g、粉萆薢 15 g、石菖蒲 10 g、乌药 10 g、龙葵 30 g、炒桃仁 10 g,10 剂,水煎服,每日一剂。

按:前列腺炎属湿热下注者一般以三仁汤合萆薢分清饮,龙葵、车前草、牛膝、桃仁活血利水。如为肾虚湿热者以知柏地黄汤合萆薢分清饮加减。

（4）慢性前列腺炎（肾虚湿热,气滞血瘀）

患者,林某,男,53 岁,感小便不畅,下腹部隐痛不适,曾诊为慢性前列腺炎,舌红,苔薄黄腻,脉濡细。辨为肾虚湿热、气滞血瘀,予知柏地黄汤和萆薢分清饮加减。方药如下:生地黄 15 g、山药 15 g、山茱萸 15 g、泽泻 10 g、茯苓 15 g、牡丹皮 10 g、知母 10 g、炒黄柏 10 g、乌药 10 g、蛇舌草 30 g、龙葵 30 g、桃仁 10 g、赤芍 10 g、川牛膝 10 g、甘草 5 g、益智仁 10 g、桑寄生 15 g、粉萆薢 15 g。

按:癃闭的治疗遵循"腑以通为用"的原则,清化湿热、瘀血,疏理下焦气机,可以迅速改善症状。但久病多虚,肾与膀胱相表里,病久可伴见肾虚症状,清化的同时应补益肾气。肾阴虚可用六味地黄汤,肾阳虚可用肾气丸、五子衍宗丸等。萆薢分清饮方剂学中有二方,一方出自宋代杨倓《杨氏家藏方》,方药组成:萆薢、石菖蒲、益智仁、乌药、山药;一方出自清代程国彭《医学心悟》,方药组成:川萆薢、黄柏、石菖蒲、茯苓、白术、莲子心、丹参、车前子。杨方主治肾虚湿浊,偏温,乌药疏理下焦气滞。程方偏于清理湿热,治标,偏凉,且茯苓、白术可理中焦脾湿,使湿不下流,丹参凉血活血,兼顾血分。《医学心悟》记载:"浊之因有二种,一由肾虚败精流注,一由湿热渗入膀胱。肾气虚,补肾之中必兼利水,湿热者,导湿之中必兼理脾,补肾菟丝子丸主之;导湿,萆薢分清饮主之。"该案中,补肾清利,理气活血,其中袁师清化湿热常用的药物有龙葵、蛇舌草、蚤休,活血的常用药物有桃仁、赤芍,补肾药有川牛膝、续断、杜仲、桑寄生。如经济条件好者,可用穿山甲提高疗效。前阴为肝经循行部位,黄芪补肝气,以治小便乏力,可配伍用之。

（5）前列腺增生（肾阴亏虚,湿热瘀阻）

患者,老年男性,尿频,前列腺增生,舌偏红,苔薄黄腻,脉弦滑,证属肾阴亏虚,湿热瘀阻,治以滋补肾阴,清热利湿,化瘀理气。方药如下:熟地 15 g、山茱萸 10 g、山药 15 g、茯苓 15 g、泽泻 10 g、牡丹皮 10 g、白花蛇舌草 15 g、龙葵 10 g、乌药 10 g、蝼蛄 10 g、甘草 10 g、蟋蟀 10 g、桃仁 10 g、赤芍 10 g、炒当归 10 g、怀牛膝 10 g、泽兰 10 g、黄芪 15 g、陈皮 6 g、炒黄柏 10 g、知母 10 g、肉桂 3 g,10 剂,水煎服,每日一剂。

按：袁师认为老年前列腺增生患者，大都表现为肾阴亏虚，湿热瘀滞证，以六味地黄汤滋补肾阴，滋肾通关丸清热化气，黄芪补气，蛇舌草、龙葵清利湿热。因增生形成，重用桃仁、赤芍、当归、泽兰、牛膝、蝼蛄、蟋蟀化瘀利水，牛膝尚可引药下行，陈皮、乌药理气。如大便干结，或尿潴留患者可加生大黄，通大便以利小便。

（6）前列腺增生（肝肾阴虚，湿热下注）

患者，老年男性，小便不畅，汗多，不寐，舌红，苔薄黄腻，脉细数，证属肝肾阴虚、湿热下注，方以黄连温胆汤合知柏地黄汤加煅牡蛎 30 g、炒酸枣仁 15 g、蛇舌草 30 g、龙葵 30 g、赤芍 15 g，10 剂，水煎服，每日一剂。二诊，睡眠、汗出较前好转，小便不畅，去牡蛎，加牛膝 10 g、桃仁 10 g。

按：肾司二便，前列腺增生，一般肾虚为本，湿热瘀阻为标。该案标本同治，以知柏地黄汤补肾阴，清湿热，兼夹痰热扰心，故以黄连温胆汤、炒酸枣仁清化痰热安神，加牡蛎止汗，蛇舌草、龙葵、赤芍、桃仁、牛膝清利活血通畅小便，前列腺增生较重者可加蝼蛄、穿山甲。可酌加柴胡、乌药疏肝理气化湿，气行则水行、血行。

（7）尿频（肝肾阴虚，湿热下注）

患者，高某，女，47 岁，夜尿频多，精神烦躁，舌红，苔薄黄腻，脉细数，辨为肝肾阴虚、湿热下注，方以知柏地黄汤、缩泉丸和黄连温胆汤。方药如下：黄连 3 g、姜半夏 10 g、炒陈皮 10 g、茯苓 15 g、炒枳壳 10 g、姜竹茹 6 g、生地黄 15 g、山药 15 g、山茱萸 12 g、泽泻 15 g、牡丹皮 6 g、知母 10 g、黄柏 10 g、益智仁 10 g、乌药 10 g，水煎服，每日一剂。二诊，夜尿好转。

按：肝肾阴虚，虚火扰动，心肝火旺，黄连温胆汤清心肝火热，知柏地黄汤补肾阴，清下焦湿热，缩泉丸补肾缩尿。

（8）尿频（肝肾阴虚，虚火下迫）

患者，朱某，男，70 岁，夜尿频多，无小便不畅感，情绪急躁，精神可，寐欠安，舌红，少苔，脉细弦，先予补肾少效。一诊，予清肝、敛肝、缓肝、泻肾火，方药如下：炙甘草 10 g、炒白芍 50 g、小麦 30 g、大枣 10 g、知母 10 g、黄柏 10 g、白蒺藜 10 g、夏枯草 15 g、车前子 15 g、怀牛膝 15 g。二诊，夜尿次数减少，加乌梅 10 g、金樱子 50 g、熟地 15 g、菟丝子 10 g、合欢皮 15 g、首乌藤 30 g、炒酸枣仁 15 g、珍珠母 30 g（后下），患者夜尿进一步减少，睡眠好转。

按：尿频常见证型有下焦湿热、脾气亏虚、肺气不固、肾阴虚证、肾阳虚证、脾肾阳虚（六君子汤、肾气丸）、肺肾气虚（补中益气汤、六味地黄丸），比较容易忽视的是肝经郁热（龙胆泻肝汤）、肝脾血虚气滞（丹栀逍遥散）。足厥阴肝经"循前阴，绕阴器"，足厥阴肝经疏泄太过则小便频数。该患者肝肾阴虚，虚火下迫，故小便频数。甘麦大枣汤甘以缓肝，重用乌梅、芍药甘草汤敛肝、泻肝，白蒺藜、夏枯草平肝清肝，合欢皮疏肝解郁安神,知母、黄柏清肾经虚火,车前子、牛膝导热下行,金樱子固肾缩尿,熟地、菟丝子补肾,首乌藤、珍珠母、炒酸枣仁镇肝养心安神。

(9)尿频(肾气虚,湿热下注)

患者,女,32岁,乏力,纳少,咽部不适,腰酸,尿频,舌淡,苔薄黄腻,脉细弱,证属脾肾气虚,湿热下注,治以补脾肾、化湿热。方药如下:炙黄芪10 g、炒党参10 g、炒白术10 g、炒当归10 g、升麻6 g、炒柴胡6 g、炙甘草3 g、山药10 g、炒谷芽20 g、炒麦芽20 g、茯苓10 g、炒陈皮6 g、姜半夏6 g、桔梗6 g、炒菟丝子10 g、益智仁10 g、乌药10 g、覆盆子10 g、桑寄生10 g、杜仲10 g,7剂,水冲服,每日一剂。二诊,乏力,尿频好转,原方继服10剂。

按:"中气不足,溲便为之变",肾主封藏,中气亏虚,肾虚不固,则尿频;湿热内生,则咽部不利。以补中益气汤补气升提,缩泉丸、桑寄生、覆盆子、杜仲补肾固涩,二陈汤、桔梗化痰利咽,全方补脾肾,升提固涩治本,佐以化湿热利咽治标。

(10)阳痿(湿热下注,筋脉瘀阻)

患者,任某,男,38岁,诉阴茎勃起障碍,余无明显不适,苔黄腻,质稍暗,脉濡滑,证属湿热下注,筋脉瘀阻,治以清化下焦湿热,佐以活血补阳。方药如下:苦杏仁10 g、白豆蔻6 g(后下)、生薏苡仁30 g、厚朴10 g、制半夏10 g、通草3 g、滑石10 g、粉草薢15 g、石菖蒲10 g、乌药10 g、桃仁10 g、龙葵30 g、黄柏10 g、淫羊藿15 g、蛇床子15 g、肉苁蓉15 g,10剂,水煎服,每日一剂。二诊,患者症情明显好转,原方15剂,继服。次年,症情再作,再次就诊,上方继服仍有效。

按:阳痿一证,治分虚实。虚者以滋补肾精为要,阴虚日久,必致损阳,故善补阳者,必于阴中求阳,使阳得阴助,而生生不息,肾元旺盛。实者以肝郁居多,治以疏肝宁心,临床以逍遥散加减使用,皆可获效。湿热致阳痿者,近年来亦渐增多。乃由嗜食烟酒、生活无度,或久坐少动,而致湿热内生,瘀热内结,气血瘀滞,三焦气化不利。"所谓大筋软短,小筋弛长……弛长为痿"。治以清热化湿,酌入活血理气和络,少佐温阳。方选三仁汤、草薢分清饮、五子衍宗丸等,收效明显,每不治痿而痿自除也。

(11)慢性再生障碍性贫血(气阴两虚)

患者,老年女性,乏力,苔薄,舌质偏红,脉细弦,证属气阴两虚,治以补脾肾,养血活血。方药如下:太子参15 g、麦冬10 g、五味子6 g、生熟地各10 g、山茱萸15 g、山药15 g、墨旱莲15 g、女贞子15 g、当归10 g、川芎6 g、龟板15 g、炒白术15 g、炒白芍15 g、泽泻10 g、谷麦芽各20 g、炒酸枣仁30 g、葛根15 g。二诊,予熟地12 g,山茱萸10 g、制何首乌10 g、枸杞子10 g、当归10 g、续断15 g、桑寄生15 g、牛膝10 g、白术15 g、茯苓15 g、泽泻10 g、葛根15 g、川芎6 g。三诊,归脾汤加熟地(黑归脾汤)10 g、砂仁 3 g、陈皮 10 g、谷麦芽各 20 g。

按:再障补脾肾,重在补肾,肾藏精生血,佐以活血,久病多瘀。急性活动期当清热凉血,泻火解毒为治。

(12)虚劳(肝肾阴虚)

患者,女,22 岁,自诉乏力明显,平时入睡较晚,舌红少苔,脉细弱,辨为阴虚火旺,方以知柏地黄汤加味。方药如下:知母 10 g、炒黄柏 6 g、熟地 15 g、山药 10 g、山茱萸 15 g、茯苓 15 g、泽泻 6 g、牡丹皮 6 g、丹参 15 g、黄精 10 g、太子参 15 g、北沙参 10 g,7 剂,水冲服,每"日一剂。

按:乏力常见的病机为气虚,脾虚湿蕴,而长时间入睡较晚会导致肝肾阴虚的发生,肾藏精生髓,"髓海不足,则脑转耳鸣,胫酸眩冒,目无所见,懈怠安卧",故肾阴亏虚,髓海不足,也可表现为乏力。本案以知柏地黄汤滋阴清火,丹参黄精汤养阴活血凉血安神,金水相生,故以太子参、北沙参养阴益气,滋水之上源。

(13)特发性脾亢(脾肾两虚,湿浊阻滞)

患者,青年女性,体检发现血常规:三系减少,白细胞 2.82×10^{12},血小板 37×10^9,红细胞 92×10^{12}。多方求治,诊为特发性脾功能亢进,治疗少效。现感乏力,腰酸,大便溏薄,舌淡红,苔白腻,体胖,脉弱,辨为脾肾两虚、湿浊阻滞,治以健脾化湿、温补肾阳。方药如下:太子参 10 g、炒白术 10 g、茯苓 15 g、山药 20 g、葛根 15 g、仙鹤草 15 g、炒白扁豆 10 g、炙甘草 5 g、炒薏苡仁 20 g、木香 6 g、白及 10 g、茜草 30 g、续断 10 g、桑寄生 10 g、狗脊 10 g,10 剂,水煎服,每日一剂。上方加减 2 月余,红细胞、白细胞正常,血小板上升至 54×10^9。

按:中焦脾胃为气血生化之源,肾藏精,精生血。脾虚湿滞,气血生化无源,肾精亏虚,不能生血,以参苓白术散健脾化湿止泻,桑寄生、续断、狗脊补肾生血,茜草是升白细胞作用比较强的一味药,使用 20~50 g 升白细胞作用良好。王任之教授认为仙鹤草、白及升血小板作用较好,故配合使用。该案说明中医药辨治的有效性及科学性,但血小板升高比较缓慢,效果欠理想。

(14)股骨头坏死(肾虚血瘀)

患者,老年男性,右髋关节疼痛不适,舌暗红,苔薄黄腻,脉细弦,证属肾虚血瘀,治以补肾化瘀止痛,方以六味地黄丸加北沙参 10 g、牛膝 15 g、虎杖 10 g、煅牡蛎 30 g、炙甘草 6 g、丹参 15 g、赤芍 10 g、桃仁 10 g、红花 10 g、乳香 6 g、没药 6 g,10 剂,水煎服,每日一剂。经治后髋关节疼痛好转。

按:肾主骨,不荣则痛,瘀血阻滞,不通则痛,故以六味地黄、北沙参补肾,活络效灵丹、牛膝、虎杖活血止痛。虎杖又名活血龙,有良好的祛风湿活血止痛的功效。

6 气血津液病证

(1) 消渴(脾虚湿热)

患者,女,43 岁,口干欲饮凉水,大便溏薄,余无不适,排除糖尿病、干燥综合征,舌偏红,苔薄黄腻,脉细滑,辨为脾虚湿热,方以黄连温胆汤和参苓白术散加减。方药如下:黄连 3 g、姜半夏 6 g、炒陈皮 6 g、炒枳壳 6 g、姜竹茹 6 g、炙甘草 3 g、炒党参10 g、炒白术 10 g、薏苡仁 10 g、山药 10 g、广藿香 10 g、焦楂曲各 10 g、葛根 10 g、仙鹤草 15 g、木香 6 g、石斛 10 g,7 剂。服药后,口渴明显好转,巩固治疗半月后,口干不显。

按:消渴一症,胃热阴虚多见,予白虎加人参汤、清胃散、玉女煎、沙参麦冬汤等,如脾不升清予七味白术散,肾阳虚寒予肾气丸,寒热错杂予乌梅丸,该患者本虚标实,脾虚湿热,脾虚为本,湿热标实证明显,故以参苓白术散补脾升清,黄连温胆汤清化湿热,湿热清,脾运健,则口渴自解。

(2) 内伤发热(阴虚火旺)

患者,女,83 岁,骨蒸劳热,消瘦,夜寐差,口干,欲饮凉水始安,便干,纳少,舌瘦红,苔薄白腻,脉细弦,辨为阴虚火旺夹湿,治以滋阴降火、化湿和胃,方以知柏地黄汤加减。方药如下:知母 10 g、炒黄柏 6 g、生地黄 10 g、山茱萸 10 g、山药 10 g、茯苓 15 g、泽泻 10 g、牡丹皮 10 g、地骨皮 10 g、砂仁 5 g、生甘草 5 g、鸡内金 10 g、六神曲 10 g,7 剂,水煎服,每日一剂。二诊,患者感内热明显好转,纳增。

按:沈绍九云"体质瘦弱,常感皮肤发热,多为阴虚",患者症状典型,骨蒸劳热,为阴虚火旺,苔白腻,纳少,为胃中湿阻,为阴虚火旺夹湿证,故以知柏地黄汤、地骨皮滋阴降火,砂仁、甘草、黄柏为封髓丹,有清透虚热之效,砂仁、鸡内金、六神曲化湿和胃。

(3) 内伤发热(气虚湿热)

患者,青年女性,感夜间内热,口干,饮凉水始安,双掌心皮肤干燥,乏力嗜睡,大便稍黏腻,舌淡胖,苔白腻,脉滑,辨为气虚湿热证,治以清热化湿,佐以健脾,方以黄连温胆汤加味。方药如下:黄连 3 g、姜半夏 10 g、姜竹茹 6 g、茯苓 15 g、炒枳壳 10 g、陈皮 6 g、香附 10 g、藿香 10 g、郁金 10 g、石菖蒲 10 g、青蒿 10 g、炒白术10 g,7 剂,水煎服,每日一剂。药后内热口干好转,去黄连,加太子参 15 g、白薇10 g,炒白术加为 20 g,白芷 10 g。后掌心干燥好转。

按:脾胃气虚,痰湿内生,郁而化热,以黄连温胆汤清化湿热,治痰必先理气,香附、郁金理气化湿,藿香、郁金、石菖蒲化湿醒神。白术补脾气除湿。白薇清热,太子参健脾。湿邪内蕴,肌肤失养,白芷、白术健脾化湿润肤。

（4）手掌心发热（肝经郁热、湿热瘀滞）

患者，中年围绝经期女性，手掌心发热，烦躁，舌暗红，苔黄腻，脉弦滑，证属肝经化火，湿热内蕴，治以清肝火、理肝气、清化湿热，方以黄连温胆汤、柴胡 10 g、黄芩 10 g、龙骨 30 g（先煎）、牡蛎 30 g（先煎）、香附 10 g、当归 10 g、珍珠母 30 g（先煎）、白薇 10 g、青蒿 15 g、地骨皮 10 g、知母 10 g、银柴胡 10 g，10 剂，水煎服，每日一剂。二诊，手足烦热好转。

按：围绝经期烦热，以黄连温胆汤清肝化痰热，柴胡、黄芩、龙骨、牡蛎方从柴胡加龙骨牡蛎汤，疏肝清肝、镇肝安神，香附加强疏肝理气之力，当归和血养肝，珍珠母镇肝安神，青蒿、白薇、地骨皮、知母、银柴胡清透烦热。

（5）自汗（阳气亏虚，不能固摄）

患者，青年女性，全身汗出，乏力，畏寒，舌暗淡，苔薄白，脉弱，证属阳气亏虚，不能固摄，治以温阳益气、固表止汗，方以玉屏风散加桂枝 6 g、炒白芍 10 g、煅龙骨 30 g、煅牡蛎 30 g、附子 3 g、白晒参 10 g、山萸肉 6 g，7 剂，水煎服，每日一剂。随访，畏寒好转，无明显汗出。

按：阳虚自汗，以玉屏风散补气固表，桂枝加龙骨牡蛎汤、参附汤温阳益气止汗，炒白芍、山萸肉酸敛养阴止汗，山萸肉可从阴分固脱。

（6）盗汗（湿热证）

患者，王某，女，43 岁，感周身盗汗明显，烦热，舌淡，苔薄黄微腻，脉细滑，血常规：轻度贫血。辨为湿热证，予黄连温胆汤合三仁汤加减。方药如下：黄连 3 g、姜半夏 10 g、炒陈皮 6 g、茯苓 15 g、炒枳壳 10 g、姜竹茹 6 g、甘草 3 g、生薏苡仁 20 g、炒苦杏仁 10 g、滑石 10 g、淡竹叶 10 g、厚朴 6 g、通草 5 g、桑叶 10 g、合欢皮 15 g、郁金 10 g，7 剂，水煎服，每日一剂。

按：患者服药后盗汗明显好转。盗汗多为阴虚，阴虚火旺，应见舌红少苔。而该患者盗汗与湿热有关，湿邪困遏，热不能外透，热重则上半身汗出，黄连温胆汤清化湿热，湿重则下半身汗出，三仁汤化湿清热，湿热并重则周身汗出，二方合用。卫气昼行于外，夜行于内，故夜间易汗出。加桑叶清热止汗，患者为管理人员，工作压力大，肝气易郁，故加合欢皮、郁金疏肝解郁宁神，郁金尚有流气化湿之效。另湿热内蕴一般应见舌红，患者舌淡与贫血有关，不可因患者舌淡，误认为虚证，辨证时应予以注意。待湿热清化后，再议补血。

（7）汗证（阴虚内热，心肝火旺）

患者，女，45 岁，周身汗出，情绪急躁，寐差，舌红少苔，脉细数，证属阴虚内热，心肝火旺，治以养阴清热安神。方药如下：玄参 10 g、麦冬 10 g、生地黄 15 g、知母 10 g、当归 10 g、白芍 15 g、北沙参 10 g、茯神 10 g、制远志 6 g、首乌藤 30 g、珍珠母

30 g、煅牡蛎 30 g、黄连 3 g、夏枯草 15 g、丹参 15 g,10 剂,水煎服,每日一剂。二诊,诸症悉减。

按: 阴虚火旺,迫津外泄,上扰心神,夜寐不安,如无不寐,袁师大都选用知柏地黄汤加减,该案合并不寐,故以柏子仁丸加减,玄参、麦冬、生地黄、知母、当归、白芍、北沙参养阴清热,茯神、远志、首乌藤、珍珠母养心镇肝安神,煅牡蛎敛汗,黄连、丹参、夏枯草清心肝火。

(8) 汗证(湿热瘀阻)

患者, 边某,女,43 岁,感全身出汗,头晕,关节痛,怕冷,不寐,便溏,舌质暗,苔黄腻,脉滑虚,既往有颈椎病史,辨证为脾肾阳虚,湿热内蕴,瘀血内阻,治以健脾清化湿热、活血化瘀,方以黄连温胆汤、参苓白术散、煅牡蛎 30 g、浮小麦 15 g、淫羊藿 10 g、补骨脂 10 g。稍好转,加服血府逐瘀口服液后,头晕、不寐、出汗明显好转。

按: 脾肾阳虚,内生湿热,湿热蕴蒸,故汗出较多,补脾肾,化湿热,牡蛎散止汗为常法,患者加服血府逐瘀汤后效果明显,始信王清任血府逐瘀汤治疗瘀血证、汗证的记载。该患者有颈椎病、舌质暗、头晕的瘀血见证,使用活血化瘀法起效迅速。可能汗出过多与颈椎病导致的自主神经功能失调有关。此乃治疗汗证的变法,比较少见,特记于此。

(9) 痛风(湿浊内蕴)

患者, 男,62 岁,痛风发作 1 月余,多方治疗,双足仍疼痛不适,舌苔浊腻而黄,脉滑有力,辨为湿浊内蕴化热,气血不通,不通则痛,治以清化湿浊、祛风活血止痛。方药如下:黄柏 6 g、川牛膝 10 g、生薏苡仁 20 g、土茯苓 15 g、萆薢 10 g、威灵仙 10 g、木瓜 10 g、玉米须 15 g、车前子 15 g、泽泻 10 g、泽兰 10 g、炒当归 10 g、独活 10 g、防风 10 g,7 剂,水煎服,每日一剂。二诊,疼痛明显好转,腻苔渐化,原方继服 7 剂,足已不痛。

按: 痛风一病,本虚标实,浊瘀内结为标实,肾虚为本,该患者标实证明显,湿热下注,气虚壅滞,方以四妙散合土茯苓、萆薢、防己、独活、威灵仙化湿祛风止痛,木瓜化湿舒筋止痛,玉米须、车前子、泽泻利湿,泽兰、当归活血止痛。湿浊渐化,后予补肾化湿清热顾其本。

(10) 手心发黄(湿热中阻)

患者, 汪某,老年男性,手心发黄,口腔异味,便黏,反酸偶作,舌淡红,苔黄腻,脉濡滑,B 超示胆囊炎,证属湿热中阻,治以清化湿热,方以黄连温胆汤合柴胡 10 g、炒白芍 15 g、炒枳壳 10 g、金钱草 20 g、广藿香 10 g、仙鹤草 15 g、炒薏苡仁 30 g、六神曲 15 g、瓦楞子 20 g,7 剂,水煎服,每日一剂。二诊,口气好转,手心发黄,便黏好转,咽部不适,去白芍,加郁金10 g、玄参10 g、连翘15 g。

按:湿热蕴蒸,故手心发黄,以黄连温胆汤、薏苡仁、六神曲、仙鹤草、藿香清化湿热,四逆散、金钱草、郁金疏肝利胆,瓦楞子制酸,玄参、连翘清肺利咽。

(11)胸腺瘤合并上腔静脉阻塞综合征(痰热内瘀,瘀血阻滞,水气内停)

患者,胸腺瘤术后复发,纵膈淋巴结转移,压迫上腔静脉,头面部,手臂浮肿,喘促不能平卧,咯痰量多色黄,舌红,苔黄腻,水滑,舌下脉络曲张明显,脉滑实以西药抗感染、利尿,中医辨为痰热内瘀,瘀血阻滞,水气内停,治以清热化痰、利水消肿、化瘀软坚。方药如下:茯苓皮15 g、泽泻10 g、猪苓10 g、桂枝6 g、炒白术10 g、葶苈子15 g、桑白皮10 g、黄芩12 g、瓜蒌皮10 g、桔梗10 g、浙贝母15 g、牡蛎20 g、玄参10 g、鳖甲15 g、爵床10 g、猫爪草10 g、桃仁10 g、石见穿15 g、生姜皮10 g、陈皮10 g、大腹皮10 g、三棱15 g、莪术15 g,10剂。喘平肿退,脉滑虚,苔白腻微黄,纳减。二诊感纳谷不馨,余情尚可,以香砂六君子汤加玄参10 g、浙贝母10 g、牡蛎30 g、爵床15 g、猫爪草15 g、桃仁10 g、砚穿15 g、莪术10 g、鳖甲15 g、黄芩10 g,10剂,水煎服,每日一剂,健脾和胃,化痰散结,改补兼施。

按:《医宗必读·积聚》:"初者,病邪初起,正气尚强,邪气尚浅,则任受攻;中者,受病渐久,邪气较深,正气较弱,任受且攻且补;末者,病魔经久,邪气侵凌,正气消残,则任受补"。患者证实脉实,以五苓散和五皮饮利水消肿,葶苈子、桑白皮、黄芩、瓜蒌皮、桔梗泻肺平喘、清热化痰,以消瘰丸合爵床、猫爪草化痰,桃仁、石见穿、三棱、莪术、鳖甲活血软坚散结。后以香砂六君子汤加消瘰丸合爵床、猫爪草化痰,桃仁、石见穿、三棱、莪术、鳖甲、黄芩健脾和胃、化痰软坚清热。

(12)乳腺癌晚期(湿热内蕴,癌毒内结)

患者,刘某,乳腺癌淋巴结转移,纳差,乏力,头身汗出,苔黄厚腻,脉滑,湿热内蕴,癌毒内结,治以清化湿热、散结解毒,方以黄连温胆汤合消瘰丸加减。方药如下:黄连3 g、姜半夏10 g、炒陈皮6 g、茯苓15 g、炒苍术15 g、姜厚朴10 g、薏苡仁30 g、猫爪草10 g、夏枯草15 g、玄参10 g、牡蛎20 g、浙贝母10 g、山慈菇10 g、炒僵蚕10 g、漏芦10 g、预知子30 g、莪术10 g、柴胡6 g、炒苦杏仁10 g、猪苓6 g,7剂,水煎服,每日一剂。二诊,纳增,头身汗出不显,精神好转,加蒲公英15 g、三棱10 g、壁虎10 g,改夏枯草为白毛夏枯草20 g,另予小金丹口服。

按:黄连温胆汤合平胃散、薏苡仁、炒苦杏仁清化湿热,猫爪草、夏枯草、山慈菇、炒僵蚕、消瘰丸化痰散结,预知子、漏芦为乳腺癌效药,莪术、猪苓为抗癌药对,柴胡理气。二诊加蒲公英清热通畅腺体,壁虎、白毛夏枯草解毒抗癌,三棱活血化瘀,小金丹偏温,解毒抗癌。

7. 肢体经络病证

(1) 痹证(脾肾两虚,瘀血阻滞)

患者,李某,中年女性,肩周炎,腰痛,便溏,苔薄白腻,舌暗红,脉细弦,证属脾肾两虚,瘀血阻滞,治以补脾肾、理气活血止痛,方以参苓白术散合活络效灵丹加香附 10 g、郁金 10 g、续断 10 g、杜仲 10 g、葛根 20 g、姜黄 10 g、牛膝 10 g、老鹳草 15 g、伸筋草 10 g、蜈蚣 3 g,10 剂,水煎服,每日一剂。药后疼痛好转。

按:痹证重视活血化瘀通络法,扶正可培补肝肾、脾胃气阴等。该患者先以活血化瘀效果不够明显,加用参苓白术散后,收效良好,可见痹证的辨治应扶正结合祛邪,不可片面化瘀止痛。"诸颈项强,皆属于湿",有时需要化湿,如茯苓丸、羌活胜湿汤等。下肢湿热者加四妙散、桃仁、续断、牛膝、桑寄生补肾活血治腰痛,片姜黄、葛根、丹参、川芎、桃仁治颈椎、肩周,下肢加牛膝、木瓜、老鹳草、虎杖。顽痹疼痛加虫类祛风通络止痛,如全蝎、蜈蚣、蜂房、白花蛇、乌梢蛇。该案脾胃虚弱,内生湿邪,"诸湿肿满,皆属于脾",以参苓白术散健脾化湿,活络效灵丹、葛根、姜黄、伸筋草、郁金化瘀止痛,牛膝、老鹳草补肾除痹止痛,蜈蚣通络止痛,香附理气。湿瘀得去,脾肾得补,痹证自除。从该案看出补脾化湿在颈项痹证中的作用,可见"诸颈项强,皆属于湿"的含义。从西医学角度看,湿为水肿、渗出,而瘀为纤维化、增生。

(2) 痹证(湿瘀阻滞,不通则痛)

患者,老年女性,双侧髋关节疼痛,不能下蹲,CT示髋关节水肿,伴颈肩部疼痛不适,舌质暗,苔薄黄腻,脉弦涩,湿瘀阻滞,不通则痛,予活络效灵丹、四妙散加减。方药如下:乳香 6 g、没药 6 g、丹参 15 g、当归 10 g、赤芍 10 g、桃仁 10 g、红花 10 g、苍术 15 g、黄柏 10 g、牛膝 10 g、薏苡仁 30 g、葛根 20 g、伸筋草 15 g、续断 15 g、片姜黄 10 g、羌活 10 g、谷芽 20 g。二诊,疼痛明显好转,可下蹲。

按:不通则痛,瘀血阻滞,湿热下注,袁师一般采用活络效灵丹、身痛逐瘀汤加减,该案以活络效灵丹、桃仁、红花活血止痛,四妙散清利下焦湿热,葛根、伸筋草、羌活、片姜黄治疗颈椎病连接肩周不适的疼痛,续断、桃仁为治疗腰痛的常用药对,谷芽护胃。

(3) 痹证(瘀阻脉络证,风湿内侵)

患者,老年女性,周身关节游走性疼痛数十年,屡治少效,曾至上海医院就诊,诊为未定型性关节炎。现周身小关节疼痛,关节未变形,舌薄白腻,质暗,脉沉。辨为瘀阻脉络,风湿内侵证,治以化瘀通络、祛风除湿。方药如下:制乳香 6 g、制没香 6 g、丹参 15 g、炒当归 10 g、赤芍 10 g、桃仁 10 g、红花 6 g、葛根 15 g、川芎 6 g、片姜黄 10 g、地龙 10 g、蜈蚣 2 条、木瓜 10 g、防风 10 g、威灵仙 30 g、伸筋草 15 g、防己 10 g、生薏苡仁 30 g，10 剂，水煎服，每日一剂。

按：久痛入络，瘀阻经脉，袁师治疗关节痛、肩周炎等痹证，大都采用活络效灵丹通络止痛，收效良好。该案以活络效灵丹加桃红、赤芍、葛根、川芎、片姜黄、地龙、蜈蚣活血通络止痛，木瓜、防风、威灵仙、伸筋草、防己、薏苡仁祛风除湿止痛。数十年顽疾，一朝得效，可见化瘀通络在痹证治疗中的重要性。

（4）腿酸（肝肾不足，湿热下注）

患者，老年男性，感双腿酸，夜尿多，纳可，大便可，舌偏红，苔薄白稍腻，肝肾不足，湿热下注，治以补肝肾、清化湿热，方以四妙散合六味地黄汤、缩泉丸。

按：腿酸湿困予三仁汤，肝肾不足予六味地黄补肝肾。脾虚湿热证、肾虚湿热证，随证化裁。

（5）背痛（湿热瘀滞）

患者，男，43 岁，感手脚发冷，背痛不适，苔黄腻，质暗，脉弦细，证属湿热瘀滞，治以清化湿热、化瘀止痛，方以三仁汤合活络效灵丹。

按：湿邪、瘀血阻滞经络，不通则痛，故以三仁汤清化湿热，活络效灵丹活血止痛。湿为阴邪，易于阻滞阳气，故常感肢体发冷。背痛常见的原因是筋膜炎，与背部受寒有关。

（6）背冷（阳气亏虚）

患者，男，45 岁，感背部发冷，程度较重，夜间常冷醒，有背部受寒史，苔薄黄腻，质稍暗，脉弦紧，先予活血化瘀、清化湿热，方以活络效灵丹、三仁汤加减，疗效不明显，后予川乌 6 g，细辛 3 g，桂枝 10 g，温通而效。

按：背冷的原因有瘀血、湿邪阻滞气机，阳虚寒凝也是重要原因。而该患者虽然舌苔黄腻，但是考虑起病原因还是寒湿阻滞，故加乌头、细辛、桂枝温阳散寒后，背冷明显好转，寒凝血瘀，重在温阳而不是化瘀，治病求本。清代王燕昌《王氏医存·久病治因》"凡治病久治不效者，宜问明受病之因，设法重治其因自愈，勿治现有之证"，张景岳十问歌"九问旧病十问因"，起病情况就是本，后来的病机演变是标，治标不效，当求本。

（7）胸胁痛（胸胃合病）

患者，吴某，中年女性，胸胁痛，胃胀，嗳气，便溏，苔薄白，脉弦细，证属肝气犯胃乘脾，肝气阻滞于胸，气血不和，治以疏肝和胃健脾、和络，方以逍遥散去当归加枳壳 10 g、木香 10 g、仙鹤草 15 g、炒薏苡仁 30 g、葛根 15 g、苏梗 10 g、旋覆花 10 g、茜草 10 g、醋延胡索 20 g，7 剂，水煎服。二诊，胸胁痛好转，胃胀、嗳气明显好转。

按：此为胸胃合病，《灵枢·经脉》"肝足厥阴之脉，夹胃，属肝，络胆，上贯膈，布胁肋"，肝气犯胃乘脾，肝气阻滞于胸，气血不和，不通则痛，以逍遥散、苏梗疏肝健脾，枳壳、木香理胃气，仙鹤草、薏苡仁、葛根升阳健脾止泻，旋覆花、茜草(取用于《金匮要略》旋覆花汤)，延胡索理气化痰、活血通络止痛。旋覆花、茜草是治疗胸痛的药对。

（8）胸痛（肝气郁结，气滞血瘀）

患者，郁某，青年男性，右侧胸部疼痛，考虑为肋软骨炎，伴胸部闷痛，嗳气，易怒，大便少干，苔薄黄腻，脉弦，证属肝气郁结，气滞血瘀，治以疏肝清肝，理气活血止痛，方以化肝煎加减。方药如下：青皮10 g、陈皮10 g、丹皮10 g、栀子10 g、炒白芍15 g、蒲公英15 g、炒莱菔子15 g、郁金10 g、合欢皮15 g、柴胡10 g、苏梗10 g、延胡索20 g、瓜蒌皮10 g、红花10 g、炙甘草6 g，5剂，水煎服，每日一剂。服后胸痛消失。

按：肋软骨炎大都为气滞血瘀，不通则痛，方以青陈皮理气，丹皮、栀子、蒲公英清肝火，白芍、甘草柔肝缓急止痛，郁金、合欢皮、柴胡、苏梗疏肝理气，瓜蒌、红花、延胡索化痰理气、化瘀止痛。

（9）臂痛（阳明液亏，厥阴风动）

患者，老年女性，感头晕，手臂疼痛，祛风除湿，更伤其阴，病情日重，形体消瘦，脉细微数，舌质微赤而干少苔，此阴虚筋脉失养，阳明液亏，厥阴风动，当养阴益胃、平肝潜阳、活血止痛。方药如下：菊花10 g、炒白芍15 g、炙甘草5 g、麦冬10 g、玉竹10 g、当归10 g、墨旱莲20 g、鲜藕10 g、夜交藤30 g，10剂，水煎服，每日一剂。二诊，头晕臂痛均减，予北沙参15 g、丹参15 g、炒白芍15 g、玉竹10 g、石斛15 g、首乌藤30 g、茯神10 g、牡蛎30 g、桑寄生15 g、甘草6 g、沙苑子10 g，10剂。

按：因阳明主润宗筋，胃阴亏虚，经脉失养，则臂痛，厥阴风动则头晕，故以麦冬、北沙参、玉竹、石斛养胃阴，墨旱莲、沙苑子补肝肾，菊花、牡蛎、白芍、甘草平肝柔肝，当归、鲜藕、首乌藤、桑寄生活血通络。

二、妇科医案

1. 月经过少，卵巢早衰（脾肾两虚）

患者，汪某，女，35岁，西医诊断为卵巢早衰，感怕冷，月经量少，便溏，面生痤疮，苔薄黄腻，脉细弱，证属脾虚湿热、肾阴阳两虚，治以补脾肾、化湿热，方以资生丸、六味地黄丸、五子衍宗丸、炒当归10 g、炒白芍15 g、补骨脂10 g、紫石英15 g、炒苍术15 g、焦楂曲各15 g。治疗三月后，月经量增多，症情好转。

按：肾藏精，精生血，脾主运化，为气血生化之源，脾肾两虚，故月经量少，湿热内蕴,故面生痤疮。资生丸、苍术、焦楂曲健脾清化湿热,六味地黄丸、五子衍宗丸、补骨脂、紫石英平补肝肾。调经常结合调周法,一般2个周期,月经不调大都可好转。

2. 月经先期(气虚不摄,寒凝气滞血瘀)

患者,钱某,月经先期,畏寒,便溏,下腹部经前胀痛,血块多,暗红,月经大概1周后到来,经行腹泻,胸痛不适,胸部CT未见异常,舌淡,体胖,脉弱。证属气虚不摄,寒凝气滞血瘀,治以温阳补气固摄,方以逍遥散去当归加木香10 g、香附10 g、乌药10 g、失笑散10 g、茜草10 g、炙黄芪30 g、炮姜5 g、仙鹤草15 g、山药20 g、菟丝子10 g。二诊,经行胀痛不显,胸痛好转。

按:月经先期大致分为气虚不摄、血热妄行。血热又分为实热、阴虚火旺、肝郁化火三个证型,本证为气虚不摄,因在经前,故以逍遥散疏肝健脾,去当归之润肠,加香附、乌药(取治气郁痛经之加味乌药汤)疏肝理气止痛,失笑散、茜草化瘀止血止痛,黄芪、炮姜、仙鹤草、山药温补脾肾阳气、止泻固摄。蒲辅周治疗该证,法叶天士,重视填补奇经,常用龟板、鹿角霜、淫羊藿等。经行腹泻是脾虚,经行胸痛则是王好古所谓"血结胸",治以"柴胡加红花、丹皮"疏肝理气、活血止痛法。

3. 月经后期(肝气郁滞,郁而化火,气滞血瘀)

患者,中年女性,月经后期不至,心烦,急躁易怒,证属肝气郁滞,郁而化火,气滞血瘀,治以疏肝清肝,化瘀通经,方以逍遥散合化肝煎。方药如下:逍遥散加香附10 g、枳壳10 g、牛膝10 g、泽兰10 g、丹皮10 g、钩藤10 g(后下),10剂,水煎服,每日一剂,药后月经到来。

按:阴血亏虚,痰瘀阻滞,寒凝血瘀为月经后期多发证型。常结合调周法。疏肝解郁,清肝火,理气活血通经。

4. 闭经(气滞血瘀)

患者,女,15岁,月经2月未行,学习压力较大,精神紧张,舌胖,苔白腻黄,脉弦虚,辨为气滞血瘀,治以理气活血。方药如下:柴胡6 g、姜半夏6 g、甘草3 g、炒当归10 g、炒白芍10 g、茯苓10 g、炒白术10 g、炒枳壳6 g、木香6 g、川芎6 g、泽兰10 g、柏子仁10 g、鸡血藤15 g、益母草15 g、续断10 g、合欢皮15 g、香附10 g、桃仁10 g、红花10 g、牛膝10 g,10剂,水煎服,每日一剂。2剂后,月经来潮。

按:患者脾胃素虚,精神紧张,肝气郁结,气滞血瘀,方用逍遥散,合泽兰汤、柏子仁丸加减,理气活血,调和肝胃,月经得下,但应条畅情绪。

5. 经期延长

患者,魏某,女,39岁,经期延长,量可,周期准,伴乏力,舌淡,苔薄黄,脉细弱,证属气虚不固,治以补气固冲,方以固冲汤加蒲黄炭10 g、藕节炭10 g、地榆炭10 g、女贞子10 g、墨旱莲30 g。7剂后,血止,便秘,寐欠安,以五子衍宗丸加当归10 g、炒白芍15 g、柴胡10 g、黄芩10 g、肉苁蓉10 g、玄参10 g、知母10 g、炒酸枣仁15 g,7剂,调整周期。

按:经期延长属气虚者固冲汤,血热妄行者清热固经汤主之。该案气虚不摄,以固冲汤、藕节炭、蒲黄炭、地榆炭、女贞子、墨旱莲补气止血,后以五子衍宗丸加味调周、清热通便安神。

6. 白带(脾肾两虚,肝气郁滞,湿浊带下)

患者,王某,女,27岁,体胖畏寒,白带量多,清稀无臭,肢体困重,腰膝酸软,大便溏薄,舌淡胖,苔薄白,脉濡。辨为脾肾两虚、肝气郁滞、湿浊带下。治以健脾温肾、疏肝利气、化湿止带,方以完带汤加减。方药如下:炒白术15 g、山药20 g、党参10 g、炒白芍10 g、车前子15 g(包煎)、炒苍术15 g、甘草3 g、炒陈皮6 g、荆芥6 g、炒柴胡6 g、芡实10 g、巴戟天10 g、蛇床子10 g、黄芩6 g。二诊,患者述三剂而病愈大半。巩固而愈。

按:白带量多,是妇科常见疾病,缪希雍认为:"白带多是脾虚,肝气郁则脾受伤,脾伤则湿土之气下陷,是脾精不守,不能输为荣血,而下白滑之物,皆由风木郁于地中使然也"。该方以大剂量白术、山药、党参补脾,脾气得补,则能运湿,湿气不能下流,则白带量多之症自消。苍术燥脾湿,车前子利湿清肝,柴胡、陈皮利肝脾气滞,气行则湿化,白芍、甘草柔肝泻木,则脾土不受克伐。荆芥化湿止带,升举脾胃之气机。该案中,患者脾虚及肾,则以芡实、巴戟天、蛇床子温肾利湿。

7. 带下(肝肾阴虚夹湿浊)

患者,女,43岁,诉带下过多,外阴瘙痒不适,舌红,苔少,脉细弦,辨为肝肾阴虚夹湿浊证。方药如下:生地黄15 g、山药15 g、制山茱萸12 g、泽泻15 g、茯苓15 g、牡丹皮6 g、知母10 g、黄柏10 g、炒当归10 g、炒白芍10 g、炒白术10 g、草薢15 g、蛇床子15 g、甘草6 g、芡实10 g、生薏苡仁15 g,7剂,水煎服,每日一剂。二诊,带下明显好转,原方加芡实10 g,7剂,巩固治疗。

按:带下之病,多责之于湿浊,带下常见证型为脾肾虚弱,或肝郁脾虚,湿浊或湿热下注。然该患者为肝肾阴虚,兼夹湿浊,袁师谨守病机,以知柏地黄汤滋阴降火,归芍养阴血,白术、蛇床子、萆薢、芡实、薏苡仁清化下焦湿浊,标本兼治,收效良好。

8. 带下(肾虚湿热下注)

患者,女,26岁,带下增多,色黄,舌红,少苔,脉濡滑,辨为肾虚湿热下注,治以滋养肾阴、清热燥湿。方药如下:生地黄15 g、山药15 g、山茱萸15 g、牡丹皮6 g、泽泻10 g、茯苓15 g、知母10 g、黄柏10 g、败酱草30 g、红藤30 g、薏苡仁15 g、车前子10 g、栀子10 g、萆薢15 g、北沙参10 g,10剂,水煎服,每日一剂。二诊,带下明显好转。

按:湿热下注,久则湿热伤阴,知柏地黄汤、北沙参养阴清热燥湿,红藤、败酱草、薏苡仁、车前子、栀子、萆薢清热活血,解毒利湿。如为脾虚湿浊带下,可选完带汤健脾。

9. 痛经(寒凝气滞血瘀)

患者,女,经行腹痛,量少,夹血块,小腹部发凉,腰腿部不适,舌质暗,苔薄黄腻,脉弦。辨为寒凝气滞血瘀,治以散寒理气、活血止痛,佐以清热,方以琥珀散加减。方药如下:香附10 g、川芎6 g、莪术10 g、当归10 g、白芍10 g、炙甘草3 g、怀牛膝10 g、川牛膝10 g、桑寄生10 g、琥珀3 g(冲服)、葛根20 g、吴茱萸3 g、肉桂3 g、牡丹皮6 g,7剂,水煎服,每日一剂。经行腹痛缓解,量多。

按:患者胞宫寒凝气滞血瘀,苔黄腻为胃中湿热,吴茱萸、肉桂散寒止痛,芍药、甘草缓解止痛,香附理气,川芎、莪术、当归、葛根化瘀止痛,牡丹皮清热化瘀止痛。琥珀化瘀止痛,重镇安神。川怀牛膝、桑寄生补肾通痹止痛。

10. 卵巢囊肿合黧黑斑(肾虚湿热,肝郁血瘀)

患者,齐某,女,42岁,患者因黧黑斑就诊,寐欠安,大便欠实,有慢性盆腔炎、盆腔积液、卵巢囊肿病史,妇科予复方红藤灌肠液治疗。舌红,少苔,脉细弦。初诊以六味地黄汤和逍遥散、当归芍药散,加白芷10 g、防风10 g、珍珠母30 g、酸枣仁15 g。二诊以知柏地黄汤合当归芍药散,加白芷10 g、生薏苡仁20 g。三诊,不寐,苔薄黄腻,以黄连温胆汤和六味地黄汤、当归芍药散,加玄参10 g、柏子仁20 g、车前子12 g、防风10 g、白芷10 g。四诊,灌肠后,大便稀溏,予黄连温胆汤、六味地黄汤、当归芍药散、薏苡仁30 g、合欢皮15 g、防风10 g、六神曲15 g、炒扁豆衣10 g。五诊,咽喉不适,上方加玄参10 g、浙贝母10 g、桔梗10 g、牡蛎30 g。六诊,大便正常,咽喉不利好转,寐欠安,予黄连温胆汤、六味地黄汤、当归芍药散、合欢皮15 g、薏苡仁 30 g、桔梗 10 g、珍珠母 30 g、柏子仁 10 g。患者复查,B 超示卵巢囊肿消失,无盆腔积液。

按:黧黑斑大都为阴虚火旺夹瘀证。袁师大都采用知柏地黄汤合当归芍药散加白芷、防风治疗。知柏地黄汤滋阴降火,当归芍药散养血理气活血,防风、白芷引药上行,白芷为阳明经引经药,《本草经》记载有"张肌肤,润泽,可作面脂"的作用。"妇人腹中诸疾痛,当归芍药散主之"。当归芍药散可广泛应用于妇科疾病的治疗,如慢性盆腔炎、宫颈炎、产后腹痛、输卵管积液、卵巢囊肿等,当归、芍药、川芎,养血活血,理气止痛,茯苓、白术、泽泻,健脾利水。消瘰丸,袁师用来治疗多种囊肿性疾病及肿瘤,如甲状腺囊肿、肝肾囊肿、卵巢囊肿等。当归芍药散合消瘰丸化痰利水、理气活血,治疗多种囊肿性疾病及积液。另外,祛邪的同时,要重视扶正,张好古云"壮人无疾,虚人则有之",以六味地黄汤滋补肾阴也是消除积聚的重要治疗方法。另外,健脾法也是治疗积聚的主要扶正手段,祛邪不应忽略扶正,扶正是消除积聚的重要手段,不要肆意攻伐。另外,红藤败酱灌肠日久,苦寒伤脾阳,脾阳虚寒,故需佐用健脾温阳药,此药害也。

三、外科医案

1 五官科

（1）口酸（湿热中阻）

患者,谢某,老年男性,胃癌,口酸,口苦,纳后作胀,便秘,苔黄厚腻,证属湿热中阻,治以清化湿热、理气通便,方以香砂六君子汤去党参,加薏苡仁 30 g、石菖蒲 6 g、厚朴 10 g、茯苓 15 g、苍术 10 g、藿香 10 g、黄连 3 g、黄芩 10 g、焦六神曲 15 g、炒莱菔子 15 g、瓜蒌皮 10 g、瓜蒌子 15 g、枳壳 10 g、吴茱萸 1 g,10 剂,水煎服,每日一剂。服后,口酸不显,腹胀好转,大便可。

按:口酸、口苦为肝经湿热导致,予左金丸加六神曲,湿热中阻,治以黄连温胆汤、连朴饮、小陷胸汤合方清热化湿,再加莱菔子、瓜蒌子化痰理气通便,湿邪重者一般不用补益法,故去党参。

（2）口酸、胃癌、咽炎（肝火犯胃,脾胃虚弱,肺经有热）

患者,彭某,青年女性,口酸,容易饥饿,胃胀,咽喉部不适,无痰,易怒,怕冷,便溏,舌淡,苔黄腻,脉细弦,证属肝火犯胃,脾胃虚弱,肺经有热,治以疏利肝胆湿热,佐以健脾和胃、清肺利咽,方以黄连温胆汤合瓦楞子 30 g、牡丹皮 10 g、苏梗 10 g、厚朴 10 g、木蝴蝶 6 g、仙鹤草 15 g、炒薏苡仁 30 g、六神曲 15 g。二诊,口酸好转,胃胀不适,舌苔变薄,加桔梗 10 g、葛根 20 g、木香 10 g 利咽止泻。三诊,感咽部不适,加连翘、射干清肺热。

按：口酸,左金丸加六神曲有效,以黄连温胆汤、瓦楞子、牡丹皮清化肝经湿热,半夏厚朴汤、木蝴蝶、桔梗、连翘、射干清肺化痰利咽,仙鹤草、炒薏苡仁、六神曲、木香、葛根健脾化湿。此肝、脾胃、肺合病。重在治肝、肺之标,佐以兼顾补脾。

（3）口臭（湿热中阻）

患者，杨某,青年男性,胃胀,口臭,苔黄腻,脉弦滑,证属湿热中阻,治以清热化湿,方以黄连温胆汤合藿香 10 g、佩兰 10 g、茵陈 15 g、石菖蒲 6 g、枇杷叶 15 g、木香 10 g,7 剂,水煎服,每日一剂。二诊,口臭好转,原方继服 7 剂。

按：湿热蕴蒸,浊气上犯,则见口臭,方以黄连温胆汤清化脾胃湿热,藿香、佩兰、茵陈、石菖蒲、枇杷叶,皆为芳香化湿之品,木香理气除胀,"治痰必先顺气"。

（4）口疮（脾经湿热）

患者，女,53 岁,口腔右侧黏膜糜烂疼痛,口臭,舌红,苔薄黄腻,西医诊为口腔扁平苔癣,中医辨为脾胃积热夹湿证,治以清热化湿。方药如下：升麻 10 g、黄连 3 g、当归 10 g、生地黄 15 g、牡丹皮 10 g、石膏 15 g（先煎）、知母 10 g、栀子 10 g、炒枳壳 10 g、姜竹茹 6 g、甘草 6 g、佩兰 10 g、茵陈 20 g,10 剂,水煎服,每日一剂。上方加减,口腔糜烂渐渐愈合。

按：该证为脾经湿热证,热重湿轻,方以清胃散、石膏、知母、栀子清热养阴活血,枳壳、竹茹、茵陈、佩兰化湿。升麻为口腔引经药,干祖望先生将口腔扁平苔癣分为四个证型,即湿困脾胃证、脾虚湿困证、脾经湿热证、脾阳亏虚证。湿困脾胃证选胃苓汤加减；脾虚湿困证选六君子汤加五苓散、藿香、佩兰、葛根；脾经湿热证可选用五味消毒饮和五神汤加减；脾阳亏虚证可选七味白术散加桂枝、细辛加减。如转变为口腔白斑加三棱、莪术、穿山甲、皂角刺破血软坚。

（5）口疮（脾胃积热）

患者，男,36 岁,口疮疼痛不适,胃痞,纳少,心烦,寐欠安,舌红,苔薄黄腻,脉数,辨为脾胃积热证,治以清火安神。方药如下：升麻 10 g、黄连 3 g、当归 10 g、生地黄 15 g、牡丹皮 10 g、石膏 15 g、知母 10 g、栀子 10 g、甘草 6 g、炒枳壳 10 g、姜竹茹 6 g、炒陈皮 6 g、茯苓 10 g、薏苡仁 15 g、珍珠母 30 g、柏子仁 10 g、玄参 10 g,7 剂,水煎服,每日一剂。

按：口疮大都为心脾胃积热所致,大都选用清胃散、玉女煎加减,但该患者尚有纳少、心烦之心火、胃气阻滞之证,故以清胃散清胃火,温胆汤去半夏之辛温理气和胃,栀子清心除烦,珍珠母镇心安神,柏子仁养心安神,玄参滋阴解毒。药后口疮好转,纳增,一般胃火大都消谷善饥,但也阻滞气机,导致纳少。《伤寒论》条文"阳明病,下之,其外有热,手足温,不结胸,心中懊憹,饥不能食,但头汗出,栀子豉汤主之",指出胃火阻滞气滞可导致"饥不能食"。

（6）唇风（脾胃湿热生风）

患者,女,41 岁,感唇干脱屑,皮肤瘙痒,舌红,苔黄腻,脉滑数,辨为脾胃湿热证,方选黄连温胆汤和清胃散加减。方药如下:黄连 3 g、姜半夏 10 g、姜竹茹 6 g、茯苓 15 g、炒枳壳 10 g、陈皮 6 g、升麻 10 g、当归 10 g、生地黄 15 g、牡丹皮 10 g、甘草 6 g、防风 10 g、薏苡仁 30 g、蝉蜕 10 g、生石膏 15 g(先煎),10 剂,水煎服,每日一剂。

按:口唇属脾,下唇属胃,脾经湿热生风,实证居多,宜清热化湿祛风,"治风先治血,血行风自灭",可配以养血凉血活血。袁师以黄连温胆汤、薏苡仁、石膏、升麻清化湿热,蝉蜕、防风祛风止痒,当归、生地黄、牡丹皮养血凉血活血。全方清热化湿祛风,养血活血,切中病机,疗效显著。另外,干祖望先生认为可以用荸荠粉外敷,对此病有良效。

（7）慢性咽炎（气阴两虚）

患者,女,48 岁,既往有慢性结肠炎病史,温补脾肾后好转,但辛温伤阴,虽腹泻好转,但咽干、咽痒、口渴,舌红少苔,大便每日 1 次,稍溏薄,左下腹隐痛偶作,脉细弱,一病未愈,又增一病,治以养阴化痰利咽,兼补脾止泻。方药如下:玄参 10 g、桔梗 10 g、石斛 15 g、浙贝母 10 g、蝉蜕 10 g、防风 10 g、木蝴蝶 6 g、连翘 6 g、白芍 10 g、炒枳壳 6 g、姜竹茹 6 g、乌梅 5 g、木瓜 10 g、葛根 10 g、焦楂曲各 15 g、炙甘草 5 g,10 剂,水煎服,每日一剂。

按:急则治其标,过服辛温,劫伤胃阴,咽喉失润,故见咽干,虚火灼津为痰,咯痰而黏,故以玄参、石斛、白芍、乌梅养阴,桔梗、木蝴蝶、蝉蜕、防风、枳壳、竹茹化痰理气利咽,连翘清热散结。木瓜化湿缓解止痛,葛根止泻生津止渴,炙甘草补脾气。

（8）慢性咽炎（痰气交阻）

患者,武某,青年女性,咽部堵塞感,胃胀,纳少,苔黄腻,脉细弦,有缺铁性贫血史,证属痰气交阻,治以清热化痰、理气利咽,方以黄连温胆汤合六君子汤去党参,加青皮 10 g、大腹皮 10 g、瓜蒌皮 10 g、郁金 10 g、厚朴 10 g、苏梗 10 g、柴胡 10 g、木蝴蝶 6 g、当归 10 g、白芍 10 g,7 剂,水煎服,每日一剂。二诊,咽部堵塞感不显。

按:黄连温胆汤、半夏厚朴汤、瓜蒌皮、郁金清化湿热,大腹皮、青皮、柴胡疏肝理气,木蝴蝶清肺理气利咽,当归、白芍养血。

（9）慢性咽炎合胃痞（风热犯肺,肝胃不和）

患者,陈某,中年女性,嗳气,上腹部胀,咽痒不适,无痰,苔薄黄腻,脉细弦,证属风热犯肺、肝胃不和,治以疏风清肺、降气利咽,方以宣痹汤、半夏厚朴汤加减。

方药如下:郁金10 g、枇杷叶15 g、苏梗10 g、佛手10 g、蝉蜕10 g、防风10 g、射干10 g、木蝴蝶6 g、法半夏10 g、厚朴10 g、桔梗10 g、甘草6 g、黄芩10 g,7剂,水煎服,每日一剂。二诊,咽部无明显不适,胃中灼热感,肝胃郁热,治以清解肝胃郁热。方药如下:郁金10 g、枇杷叶15 g、苏梗10 g、佛手10 g、法半夏10 g、厚朴10 g、瓦楞子30 g、蒲公英15 g、浙贝母10 g、香附10 g、薏苡仁20 g,7剂而愈。

按:此为肺胃合病,郁金、枇杷叶、紫苏梗、佛手疏肝理气、和胃降逆,蝉蜕、防风祛风清热利咽,黄芩清肺热,射干清热利咽下气,桔梗、木蝴蝶清肺化痰利咽,半夏、厚朴化痰降逆。二诊,以郁金、枇杷叶、苏梗、佛手、香附疏肝理气降逆,半夏、厚朴、薏苡仁化痰降气,瓦楞子、浙贝母、蒲公英清肝化痰制酸护膜。

(10)慢性咽炎(痰热伤阴夹肝火)

患者,陈某,中年女性,咽中不适,咽痒,情绪急躁,咳嗽少量黏痰,口干,大便干,舌红,苔黄腻,脉弦滑,证属痰热伤阴夹肝火,治以清化痰热,佐以清肺养阴,方以黄连温胆汤加蝉蜕10 g、防风10 g、玄参10 g、麦冬10 g、牛蒡子10 g、夏枯草15 g、生地黄10 g、乌梅6 g,7剂,水煎服,每日一剂。二诊,咽中不适好转,大便通畅,去牛蒡子,加木蝴蝶6 g、射干10 g、连翘15 g、蒲公英15 g。

按:国医大师干祖望将慢性咽炎常见证型分为肾虚火旺、肺脾两虚、湿浊困脾、心肝火旺、放疗劫津、瘀血阻滞等证型,该患者痰热阻滞、肝火伤阴,治以温胆汤清化湿热,蝉蜕、防风祛风止痒,玄参、麦冬、生地、乌梅养阴,夏枯草、黄连、蒲公英清肝火,牛蒡子、连翘、射干、木蝴蝶清肺利咽。干老认为蒲公英具有通畅腺体的作用。

(11)反流相关性咽炎(痰热证)

患者,女,52岁,既往诊断为反流性食管炎,现感咽痛不适,烧心,反酸,舌淡红,苔薄黄腻,脉滑,袁师辨为痰热证,治以清热化痰、利咽止痛。方药如下:黄连3 g、姜半夏6 g、炒陈皮6 g、茯苓10 g、炒枳壳6 g、姜竹茹6 g、煅瓦楞子15 g、牡丹皮6 g、玄参10 g、浙贝母10 g、桔梗6 g、甘草6 g、射干10 g,7剂,水煎服,每日一剂。二诊,咽痛好转。

按:反流性食管炎导致反流相关性咽炎,大都表现为肝胃郁热证,以黄连温胆汤清热化痰降胃,瓦楞子化痰制酸,牡丹皮清肝火,玄参、浙贝母化痰滋阴散结,桔梗、甘草化痰利咽。湿热伤阴可合沙参麦冬汤加减。可加木蝴蝶清肺疏肝利咽。肝气郁结者加香附、蒲公英、柴胡、牡蛎等。

(12)慢性咽炎(痰热内蕴,肺气不固)

患者,黄某,男,44岁,体虚易感冒,咽中痰多,咯痰不爽,咽喉不利,舌红,苔黄腻,辨为痰热内蕴,肺气不固,治以清热化痰、补气固表。方药如下:黄连3 g、姜半夏10 g、姜竹茹6 g、茯苓15 g、炒枳壳10 g、炒陈皮6 g、生薏苡仁30 g、浙贝母10 g、桔梗6 g、玄参10 g、黄芩10 g、当归10 g、炙黄芪20 g、炒白术10 g、防风10 g,10 剂,水煎服,每日一剂。

按:慢性咽炎是临床常见的难治性疾病之一,西医少效,中医辨证论治收效良好,该证为痰热证,袁师以黄连温胆汤清化痰热,薏苡仁、浙贝母、桔梗、玄参化痰养阴利咽,玉屏风散补气固表,黄芩清肺热。久病入络,故以当归和血。

(13)急性咽炎(风热犯肺,脾胃虚寒)

患者,沈某,中年男性,喉中堵塞感,咽红,纳差,便干,胃寒,舌淡,苔薄黄,脉细弱,证属风热犯肺、脾胃虚寒,治以疏风散热利咽、健脾和胃,方以香砂六君汤加薄荷6 g、连翘15 g、玄参10 g、牛蒡子10 g、射干10 g、桔梗10 g,7 剂,水煎服,每日一剂。二诊,喉中堵塞感消失,喉中白痰,咽红,纳少,前方加六神曲15 g、浙贝母10 g、炒麦芽20 g、谷芽20 g、甘松10 g、桂枝6 g。

按:脾胃虚寒,肺经风热,以香砂六君汤健脾和胃,薄荷、连翘、玄参、牛蒡子、桔梗疏散肺经风热利咽,二诊加谷麦芽、六神曲健胃消食,浙贝母清热化痰,甘松、桂枝温阳理气。

(14)舌炎(胃肾阴虚,心火炽盛)

患者,老年女性,舌痛,火辣感,口干,舌光红,脉弦滑,辨为胃肾阴虚,心火炽盛,治以滋阴降火。方药如下:生地黄15 g、山茱萸10 g、山药10 g、牡丹皮12 g、茯苓10 g、泽泻6 g、玄参10 g、北沙参15 g、麦冬15 g、石斛15 g、知母10 g、白芍15 g、甘草5 g、淡竹叶10 g、黄连3 g,7 剂,水煎服。

按:肝肾阴虚,则心肝之火热易旺于上,可见情绪急躁、心烦失眠、口疮、舌痛等症,该患者舌痛明显,为肝肾阴虚,心火上扰之象。肾阴为脏阴的根本,肾阴亏虚,则他脏之阴也易不足,故需兼养肺胃之阴。

(15)耳鸣(清气不升)

患者,感耳鸣不适,乏力明显,纳少,二便调,舌淡胖,脉细弱,辨为气虚清阳不升,治以补气升提。方药如下:炙黄芪20 g、炒白术15 g、炒陈皮6 g、太子参15 g、炙甘草6 g、升麻6 g、柴胡6 g、当归10 g、葛根15 g、川芎6 g、丹参15 g、炒谷麦芽各15 g、煅磁石15 g(先煎),每日一剂。二诊,诸症好转,原方继服14 剂。

按:清气不升,耳窍失养,因虚而鸣,故以补中益气汤补气升提,葛根可升举脾胃清阳之气,且有良好的活血作用,加丹参、川芎活血通窍,谷麦芽健胃消食,煅磁石养肾阴止鸣。

(16)耳鸣(肾虚肝旺)

患者,男,48 岁,耳鸣,眩晕,每逢春季发作,舌淡红,苔薄黄,脉细弦,辨为肝肾阴虚,风阳上扰,治以补益肝肾,平肝潜阳。方药如下:熟地黄 15 g、制山茱萸 15 g、山药 10 g、牡丹皮 10 g、泽泻 6 g、茯苓 10 g、煅磁石 15 g(先煎)、柴胡 6 g、葛根 1 g、川芎 6 g,10 剂,水煎服,每日一剂。药后耳鸣缓解。

按:肝肾阴虚,水不涵木,风阳上扰,春季风木易旺,故每逢春季耳鸣眩晕发作,以耳聋左慈丸补肝肾、平肝阳,葛根活血化瘀,升举脾胃阳气,川芎活血化瘀,引药力上行头目,上病下取,而收显效。

(17) 耳鸣(痰热上扰)

患者,女,56 岁,双耳鸣响,头晕,口干口苦,苔黄腻,脉弦滑,辨为痰热上扰,治以清化痰热,兼活血养阴。方药如下:黄连 3 g、姜半夏 6 g、炒陈皮 6 g、茯苓 15 g、甘草 3 g、炒枳壳 10 g、姜竹茹 6 g、黄芩 10 g、葛根 15 g、丹参 10 g、黄精 10 g、煅磁石 15 g(先煎)、川芎 6 g、天麻 10 g、山茱萸 10 g、女贞子 10 g,10 剂,水煎服,每日一剂,二诊好转。

按:该耳鸣属痰火上扰证,以黄连温胆汤清化痰热,丹参、葛根、川芎活血化瘀,改善微循环,天麻止眩,煅磁石益肾聪耳,年事已高,肾阴已虚,以黄精、女贞子、山茱萸滋养肾阴。

(18) 鼻衄(肺热迫血妄行)

患者,汤某,男,43 岁,鼻衄,鼻中干燥灼热感,大便偏干,舌红,苔黄腻,脉滑,右寸尤滑实有力,五官科诊为过敏性鼻炎,证属肺热迫血妄行,治以清肺凉血止血。方药如下:黄芩 12 g、桑白皮 10 g、栀子 6 g、酒当归 6 g、鱼腥草 30 g、生地黄 10 g、牡丹皮 10 g、枇杷叶 10 g(包煎)、地骨皮 10 g、苏子 10 g(包煎)、侧柏叶炭 10 g、藕节炭 10 g、茜草 10 g、白茅根 30 g、芦根 20 g、甘草 6 g,7 剂,水煎服,每日一剂。二诊,鼻中干燥灼热感不显,鼻衄未作。上方加牛膝 10 g,7 剂,巩固疗效。

按:鼻为肺之外窍,右寸滑实有力,肺热迫血妄行,故鼻衄,治以清肺凉血、化瘀止血,黄芩、桑白皮、栀子、地骨皮、鱼腥草清肺火,芦根清胃生津,苏子、枇杷叶降肺气,生地黄、牡丹皮、白茅根、侧柏叶、藕节炭、茜草凉血化瘀止血,牛膝引火血下行,收效良好。

(19) 慢性鼻炎(肺脾两虚)

患者,赵某,男,49 岁,既往有慢性鼻炎史,现受凉后鼻塞流清涕,少量鼻出血,便溏,腰酸痛,舌淡胖,脉细弱,证属肺脾气虚、气不摄血,治以健脾补肺、通窍止血,方以参苓白术散合玉屏风散加焦楂曲各 15 g、苍耳子 10 g、辛夷 10 g、茜草 10 g、牛膝 15 g、杜仲 10 g,10 剂,水煎服,每日一剂。二诊,鼻无出血,鼻塞,流清涕好转,感口苦,加黄芩 10 g、藿香 10 g,10 剂,水冲服,每日一剂。

按:鼻炎、过敏性鼻炎属肺气虚者是比较常见的一个证型,该案病机为肺脾气虚,气不摄血,以玉屏风散补肺固表,参苓白术散健脾止泻,苍耳子通窍,茜草止血,牛膝、杜仲补肾强腰,口苦用黄芩,藿香化湿止泻利窍。牛膝有引火血下行的作用,用于上部出血,此鼻出血的病机为肺脾两虚,属虚,不可过度使用清热药。张锡纯温降汤"治吐衄脉虚濡而迟,饮食停滞胃口,不能消化,此因凉而胃气不降也,以温补开通之药,降其胃气,则血止矣"。方用白术10 g、清半夏10 g、生山药20 g、干姜10 g、生赭石18 g、生白芍6 g、川厚朴5 g、生姜6 g,病机为脾胃虚寒,厥阴上逆。说明出血病机属虚寒也是比较常见的。

2. 皮肤科

(1) 瘙痒(湿热内蕴肝阳化风)

患者,老年女性,周身奇痒,屡治无效,痛苦异常。初诊见舌红,苔黄厚腻,脉弦滑而劲,辨为湿热内蕴,肝阳化风,治以祛风除湿止痒、平肝潜阳熄风。方药如下:苍耳子10 g、石菖蒲15 g、法半夏10 g、厚朴12 g、土茯苓15 g、炒僵蚕10 g、白鲜皮10 g、地肤子15 g、白蒺藜15 g、徐长卿15 g、益母草15 g、紫草15 g、鸡血藤15 g、天麻10 g、钩藤10 g、菊花10 g、石决明30 g、生白芍30 g。二诊,瘙痒好转,去益母草,加木瓜10 g、瓜蒌子10 g、白芥子10 g、玫瑰花10 g,清热化湿。三诊,瘙痒明显好转,厚腻苔渐化,去白鲜皮、土茯苓、炒僵蚕、玫瑰花,加茯苓15 g、白术15 g、柴胡8 g。随访,瘙痒感消失。

按:湿热化风为常,以苍耳子、白芥子、石菖蒲、法半夏、厚朴、土茯苓、木瓜、瓜蒌子化痰湿;"脾为生痰之源",以茯苓、白术健脾化湿,白鲜皮、地肤子、徐长卿祛风除湿,炒僵蚕、白蒺藜祛风通络;益母草、紫草凉血祛风,鸡血藤养血祛风;"治痰必先顺气",以玫瑰花、柴胡理气;"诸风掉眩,皆属于肝",肝阳化风,以天麻、钩藤、菊花、石决明、生白芍平肝潜阳熄风,此其变。内风得熄,风湿得除,奇痒得愈。

(2) 瘙痒(阴虚血热生风)

患者,女,43 岁,患者感周身皮肤瘙痒,舌红,少苔,脉细,证属阴虚血热生风,治以养阴凉血祛风。方药如下:知母10 g、炒黄柏10 g、生地黄15 g、山茱萸10 g、山药15 g、牡丹皮10 g、泽泻6 g、茯苓10 g、水牛角30 g、当归10 g、赤芍10 g、蝉蜕10 g、炒僵蚕10 g、牛蒡子10 g、通草6 g、地肤子10 g、甘草6 g,10 剂,水煎服,每日一剂。药后瘙痒好转。

按:风湿热、血虚皆能致痒,火热之毒的痒,为阵发性,程度严重;湿邪所致的痒伴有分泌物;风邪所致的痒,游走性,皮肤干燥;血虚至的痒,程度轻微,皮肤干燥脱屑。该证为阴血不足,血虚生风,以知柏地黄汤滋阴清热,"治风先治血,血行风自灭",犀角地黄汤、当归、赤芍凉血活血,蝉蜕、炒僵蚕、牛蒡子、地肤子祛风止痒,"诸痛痒疮,皆属于心",水牛角、通草、甘草导心经火热下行。

(3) 鹅掌风(湿热生风)

患者,王某,女,23岁,鹅掌风反复发作,双手皮肤瘙痒脱皮,皮肤科予中药浸泡剂反复治疗,仍反复发作,寐欠安,舌淡,苔薄黄腻,脉濡,辨为湿热生风证,治以清化湿热、祛风止痒。方药如下:炒苦杏仁10 g、豆蔻5 g(后下)、生薏苡仁20 g、姜厚朴10 g、姜半夏10 g、木通6 g、滑石10 g(包煎)、淡竹叶10 g、粉草薢15 g、石菖蒲10 g、黄柏10 g、泽泻10 g、甘草6 g、蝉蜕6 g、防风10 g、黄连3 g、炒酸枣仁15 g,7剂,水煎服,每日一剂。二诊,瘙痒脱皮好转。

按:鹅掌风为临床多见皮肤病之一,易于反复发作,中医多从湿热生风论治,袁师选三仁汤合草薢分清饮加减,该二方袁师常合用治疗下焦湿热证,手掌亦为上肢末端,故同样适用。黄柏善清下焦湿热,泽泻利水渗湿,蝉蜕、防风祛风止痒,"诸痛痒疮,皆属于心",黄连清心火,炒酸枣仁养心安神,同时也有助于减轻瘙痒感。

(4) 痤疮(脾虚湿热)

患者,女,23岁,痤疮,有脓头,便溏,舌淡胖,苔黄腻,脉细滑,证属脾虚湿热,治以健脾化湿、清热活血祛风。方药如下:黄连3 g、姜半夏10 g、姜竹茹6 g、茯苓15 g、炒枳壳10 g、炒陈皮6 g、太子参15 g、炒白术10 g、炒白扁豆10 g、山药10 g、砂仁3 g、炒薏苡仁15 g、防风10 g、白芷10 g、泽泻10 g、当归10 g、川芎6 g、连翘12 g,10剂,水煎服,每日一剂。药后痤疮好转。

按:脾虚生湿,湿蕴化热,气血壅滞,发为痤疮。参苓白术散健脾化湿治本,黄连温胆汤清热化湿,当归芍药散理气活血,防风、白芷祛风引经,连翘清热解毒。痤疮还有脾胃湿热证,可选黄连温胆汤、清胃散合泻黄散加减,阴虚火旺可选用知柏地黄汤和当归芍药散加减。

(5) 痤疮(脾胃积热)

患者,男,26岁,面部痤疮,便秘较重,舌红,苔薄黄腻,脉滑有力,辨为脾胃积热,治以清脾胃积热。方药如下:升麻10 g、黄连3 g、炒当归10 g、生地黄15 g、牡丹皮10 g、生石膏15 g(先煎)、知母10 g、焦栀子10 g、赤芍10 g、炒枳实10 g、姜竹茹6 g、金银花15 g、甘草6 g、白芍10 g、生大黄10 g(后下)。二诊,便通,痤疮好转。

按:脾胃积热,血分有热,方以清胃散(升麻、黄连、当归、生地黄、牡丹皮)清胃凉血,生石膏、知母、栀子、金银花清热解毒,赤芍凉血,炒枳实、姜竹茹、白芍、生大黄降胃通腑泄热。如见明显脓肿,可加五味消毒饮。

(6) 带状疱疹后遗症(气滞血瘀)

患者,孙某,老年女性,背部带状疱疹后遗症,神经痛如针刺,舌暗红,苔薄黄,脉弦,西医予营养神经,止痛,无效。证属气滞血瘀,治以理气活血,方以血府逐瘀汤加香附 10 g、郁金 10 g、橘叶 10 g、橘络 6 g、乳香 6 g、没药 6 g、延胡索 15 g,10剂,水煎服,每日一剂。药后,疼痛明显好转。

按: 带状疱疹早期一般为肝胆湿热,以龙胆泻肝汤加减,后期湿热渐去,气滞血瘀,治以理气活血止痛,以血府逐瘀汤理气活血,香附、郁金、橘叶、橘络疏肝理气,乳香、没药、延胡索活血止痛。带状疱疹后遗症西医治疗效果不理想,中医治疗有一定的优势。

(7) 黧黑斑(脾虚湿热夹瘀)

患者, 中年男性,面部短时间内色素沉积,前额部尤甚,大便稀溏,每日 2 次,舌淡红,体胖,苔腻黄,脉濡滑,辨为脾虚湿热夹瘀,治以健脾化湿、清热活血,方以资生丸合当归芍药散加减。方药如下:黄连 3 g、藿香 10 g、太子参 15 g、炒白术 10 g、茯苓 15 g、甘草 5 g、山药 15 g、炒薏苡仁 20 g、炒白扁豆 10 g、砂仁 5 g、焦楂曲各 10 g、泽泻 10 g、炒当归 10 g、川芎 10 g、炒白芍 10 g、白芷 10 g、防风 10 g,10 剂,水煎服,每日一剂。二诊,便溏,面部色素明显好转。

按: 黧黑斑,女性多见,男性较少,该患者中虚生湿,湿邪阻滞,气滞血瘀,故面部黧黑晦浊。治以健脾化湿清热,理气活血,脾运得健,湿邪去,气机畅,血瘀除,经络通畅,则面部黧黑晦浊渐消。袁师以资生丸健脾化湿清热治本,当归芍药散养血活血,理气化瘀,白芷、防风引诸药上行头面。另外,肝肾阴虚型黧黑斑多选六味地黄丸合当归芍药散加减,脾胃积热型,以清胃散合泻黄散加减。

(8) 脱发(阴血不足,风湿热上壅)

患者, 女,27 岁,脱发明显,发质油腻,大便偏干,舌红少苔,脉细,袁师辨为阴血不足、风湿热上壅,治以滋阴养血、祛风除湿。方药如下:生地黄 15 g、山药 15 g、山茱萸 12 g、茯苓 10 g、泽泻 6 g、牡丹皮 6 g、炒当归 10 g、炒白芍 10 g、制何首乌 15 g、玄参 10 g、白芷 10 g、防风 10 g、川芎 6 g、苍术 10 g、炒酸枣仁 15 g,7 剂,水煎服,每日一剂。二诊,脱发好转。

按: 发为血之余,肾之外华在发,精血不足,风湿热,瘀血阻滞脉络,发失濡养,则发堕。袁师以六味地黄丸、四物汤、制何首乌、玄参滋阴养血,清热活血,白芷、防风、苍术祛风燥湿,炒酸枣仁养血安神。

(9) 脱发(脾虚湿蕴,肾阴亏虚)

患者, 中年男性,脱发明显,腰酸乏力,大便易溏,舌胖,质红,少苔,脉细,辨为脾虚湿蕴、肾阴亏虚,治以补肾阴、健脾祛湿。方药如下:熟地黄 15 g、山茱萸 15 g、山药 15 g、牡丹皮 6 g、茯苓 30 g、泽泻 10 g、炒苍术 10 g、白芷 10 g、侧柏叶 15 g、桑寄生 10 g、续断 10 g、桃仁 10 g、仙鹤草 15 g、炒党参 10 g。二诊,大便腹泻,去侧柏叶,加焦楂曲 15 g、藿香 10 g。三诊,大便转实,脱发好转,头晕不适,加川芎 6 g。

按:脾虚湿阻,气血不濡,肾阴亏虚,精血不足,则脱发。以六味地黄丸、桑寄生、续断补肾,重用茯苓,有一味茯苓饮之意,党参、仙鹤草、苍术、白芷健脾化湿,桃仁、川芎活血,侧柏叶为生发乌发效药,因其寒凉,二诊减去。

(10) 斑秃(肾虚湿热夹风)

患者,束某,中年男性,斑秃,舌红,苔薄黄腻,脉细,证属肾虚湿热夹风,治以补肝肾,祛风化湿热,方以黄连温胆汤合六味地黄丸加炒苍术 15 g、白芷 10 g、防风 10 g,10 剂,水煎服,每日一剂。服后,症情好转。

按:发为血之余,肾之外华,中年之后,肝肾渐虚,不能生发,复加湿热阻滞,风邪上犯,治以六味地黄丸补肝肾,黄连温胆汤、苍术清热燥湿,白芷、防风燥湿祛风。

3. 其他

(1) 肠痈(热毒瘀阻)

患者,女,42 岁,右下腹痛再作 2 天,患者既往有慢性阑尾炎病史,2 天前,右下腹痛再作,舌淡红,苔薄黄腻,脉弦滑,证属热毒瘀阻,治以清热解毒、理气化瘀止痛,方以大黄牡丹汤加减。方药如下:败酱草 30 g、红藤 30 g、忍冬藤 30 g、延胡索 10 g、炒五灵脂 10 g(包煎)、炒薏苡仁 20 g、大黄 6 g、牡丹皮 6 g、桃仁 10 g、赤芍 10 g,5 剂,水煎服,每日一剂。5 剂后疼痛好转。二诊,去大黄,加附子 3 g、乌药 10 g。

按:肠痈急性期清热解毒化湿,理气化瘀通腑,以大黄牡丹汤加减,二诊考虑患者有慢性阑尾炎病史,加附子辛热散结防止炎性慢性化,有大黄牡丹汤合薏苡附子败酱散之意。

(2) 畏寒(湿热内蕴于内,阻滞阳气)

患者:中年女性,畏寒明显,咽中不适,舌淡红,苔黄腻,脉濡滑,证属湿热蕴于内,阻滞阳气,不达于外,治以清化湿热、通畅气机,方以黄连温胆汤合四逆散,连翘 10 g、桔梗 10 g、防风 10 g、谷麦芽各 20 g、当归 10 g、炒薏苡仁 30 g、玄参 10 g,10 剂,水煎服,每日一剂,服后畏寒明显好转。

按:畏寒可为阳虚、阴虚、湿热所致,局部畏寒可能为瘀血、痰饮所致,本案为湿热阻滞于内,阳气不能外达,以黄连温胆汤、薏苡仁清化湿热,四逆散加当归理气活血,玄参、连翘、桔梗、防风清肺利咽,谷麦芽健胃消食。

附录

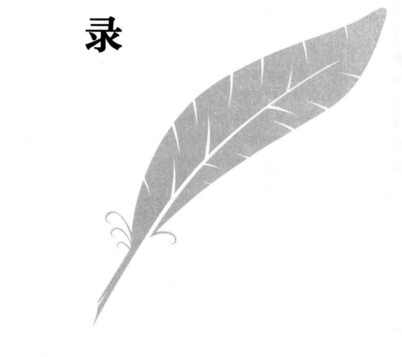

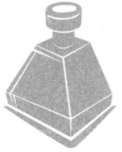

本书常用方剂介绍

1. 补益剂

（1）加味玉屏风散

⏩**方药组成：** 生黄芪 15 g、炒白术 10 g、防风 10 g、灵芝 10 g、淫羊藿 10 g。

功用： 益气固表。

（2）加味补中益气汤

⏩**方药组成：** 炙黄芪 20 g、炒白术 15 g、陈皮 10 g、炒党参 15 g、升麻 6 g、柴胡 6 g、当归 10 g、炒白芍 10 g、葛根 15 g、丹参 15 g、川芎 6 g、炙甘草 6 g、炒谷麦芽各 15 g。

功用： 补中益气，养血活血。

（3）沙参麦冬汤

⏩**方药组成：** 沙参 15 g、玉竹 10 g、生甘草 6 g、冬桑叶 10 g、麦冬 15 g、生扁豆 10 g、花粉 10 g。

功用： 甘寒生津，清养肺胃。

（4）香砂六君子汤

⏩**方药组成：** 炒党参 15 g、炒白术 10 g、茯苓 15 g、炙甘草 6 g、陈皮 10 g、半夏 10 g、砂仁 3 g(后下)、木香 10 g。

功用： 益气健脾，行气化痰。

（5）健胃汤

⏩**方药组成：** 炒党参 15 g、炒白术 10 g、茯苓 15 g、炙甘草 6 g、陈皮 10 g、半夏 10 g、砂仁 3 g(后下)、木香 10 g、炒枳壳 10 g、竹茹 6 g、炒谷麦芽各 20 g、黄连 3 g、制吴茱萸 1 g。

功用： 益气健脾，行气化痰，清热化湿。

（6）归脾汤

⏩**方药组成：** 炒白术 10 g、炒党参 15 g、炙黄芪 15 g、当归 10 g、炙甘草 6 g、茯苓 15 g、远志 6 g、酸枣仁 15 g、木香 10 g、龙眼肉 10 g、生姜 3 g、大枣 10 g。

功用： 益气补血，健脾养心。

（7）参苓白术散

⏩**方药组成：** 白扁豆 10 g、炒白术 10 g、茯苓 15 g、炙甘草 6 g、桔梗 10 g、莲子 10 g、人参 6 g、砂仁 3 g(后下)、山药 20 g、薏苡仁 15 g。

功用:补脾益肺,化湿止泻。

(8) 加减资生丸

⚇**方药组成**:白扁豆10 g、炒白术10 g、茯苓15 g、炙甘草6 g、炒党参15 g、砂仁3 g(后下)、山药20 g、薏苡仁15 g、黄连3 g、藿香10 g、焦楂曲各15 g。

功用:健脾清热,化湿止泻。

(9) 理中丸

⚇**方药组成**:炒白术10 g、干姜5 g、炙甘草6 g、炒党参15 g。

功用:温补脾阳。

(10) 一贯煎

⚇**方药组成**:北沙参、麦冬、当归各9 g,生地黄18～30 g,枸杞子9～18 g,川楝子4.5 g。

功用:滋阴疏肝。

(11) 六味地黄丸(加味归芍地黄汤)

⚇**方药组成**:熟地黄15 g、酒萸肉10 g、牡丹皮6 g、山药15 g、茯苓15 g、泽泻6 g、(当归10 g、炒白芍15 g、女贞子10 g、墨旱莲30 g、北沙参10 g)。

功用:滋阴养血补肾。

(12) 二至丸

⚇**方药组成**:女贞子10 g、墨旱莲30 g。

功用:补肾阴。

(13) 知柏地黄汤

⚇**方药组成**:熟地黄15 g、酒萸肉10 g、牡丹皮6 g、山药15 g、茯苓15 g、泽泻6 g、知母10 g、黄柏10 g。

功用:滋阴降火。

(14) 五子衍宗丸(加味五子衍宗汤)

⚇**方药组成**:枸杞子10 g、菟丝子10 g、覆盆子10 g、五味子10 g、车前子10 g(当归10 g、白芍10 g、紫石英12 g、淫羊藿10 g、补骨脂、肉苁蓉10 g)。

功用:温补肾阳。

(15) 缩泉丸

⚇**方药组成**:山药20 g、益智仁10 g、乌药10 g。

功用:补肾缩尿。

(16) 四神丸

⚇**方药组成**:肉豆蔻10 g、补骨脂10 g、五味子6 g、吴茱萸3 g。

功用:温肾散寒,涩肠止泻。

2 理气剂

（1）加味连苏饮

🔄**方药组成:**黄连 3 g、苏叶 10 g、吴茱萸 3 g、白豆蔻 3 g。

功用:清热理气化湿。

（2）半夏厚朴汤

🔄**方药组成:**半夏 10 g、茯苓 15 g、厚朴 9 g、生姜 3 g、苏叶 6 g。

功用:行气散结,降逆化痰。

（3）启膈散

🔄**方药组成:**南沙参 10 g、丹参 15 g、茯苓 15 g、浙贝母 10 g、郁金 10 g、砂仁 3 g、荷叶蒂 2 个、杵头糠 6 g。

功用:养阴降气,清热化湿,活血化瘀。

（4）五花芍草汤

🔄**方药组成:**绿梅花 6 g、玫瑰花 6 g、厚朴花 10 g、佛手花 6 g、玳玳花 6 g、炒白芍 15 g、炙甘草 3 g。

功用:养阴理气和胃。

（5）旋覆代赭汤

🔄**方药组成:**旋覆花 10 g(包煎)、姜半夏 10 g、炙甘草 6 g、人参 6 g、代赭石 15 g、生姜 10 g、大枣 10 g。

功用:镇肝降逆,化痰和胃。

（6）宣痹汤

🔄**方药组成:**郁金 10 g、枇杷叶 15 g、射干 10 g、通草 3 g、淡豆豉 10 g。

功用:清热化湿,降气止呃。

（7）痛泻要方

🔄**方药组成:**炒白术 10 g、炒白芍 15 g、防风 10 g、陈皮 10 g。

功用:补脾柔肝,祛湿止泻。

（8）香苏散

🔄**方药组成:**香附 10 g、紫苏叶 10 g、陈皮 10 g、炙甘草 6 g。

功用:理气解表。

（9）四逆散

🔄**方药组成:**柴胡 10 g、炒白芍 15 g、炒枳壳 10 g、炙甘草 6 g。

功用:疏肝理气。

（10）逍遥散

⊃**方药组成**：炙甘草 3 g、当归 10 g、茯苓 15 g、白芍 15 g、白术 10 g、柴胡 10 g、薄荷 3 g、煨姜 3 g。

功用：调和肝脾，养血健脾。

（11）当归芍药散

⊃**方药组成**：当归 10 g、白芍 15 g、茯苓 15 g、炒白术 10 g、泽泻 10 g、川芎 6 g。

功用：养血调肝，健脾利湿。

（12）柴胡疏肝散

⊃**方药组成**：陈皮 10 g、柴胡 10 g、川芎 10 g、香附 10 g、枳壳 10 g、芍药 15 g、甘草 6 g。

功用：疏肝理气，活血止痛。

（13）柴胡加龙骨牡蛎汤

⊃**方药组成**：柴胡 10 g、龙骨 30 g、黄芩 10 g、生姜 3 g、人参 6 g、桂枝 6 g、茯苓 15 g、半夏 10 g、大黄 10 g、牡蛎 30 g、大枣 10 g、珍珠母 30 g。

功用：和解清热，镇惊安神。

（14）金铃子散

⊃**方药组成**：川楝子 10 g、延胡索 10 g。

功用：疏肝理气止痛。

（15）加味乌药汤

⊃**方药组成**：乌药 10 g、缩砂 6 g、木香 10 g、延胡索 10 g、香附 10 g、甘草 3 g。

功用：行气活血，调经止痛。

（16）颠倒木金散

⊃**方药组成**：木香 10 g、郁金 10 g。

功用：理气活血止痛。

3. 化痰剂

（1）五紫汤

⊃**方药组成**：紫丹参 15 g、紫菀 10 g、紫苏子 10 g、紫石英 12 g、紫衣胡桃肉 10 g。

功用：温肾化痰，活血平喘。

（2）三子养亲汤

⊃**方药组成**：苏子 10 g、白芥子 10 g、莱菔子 15 g。

功用：温肺化痰，降气消食。

（3）小青龙汤

⟳**方药组成:**蜜麻黄10 g、芍药15 g、细辛3 g、炙甘草6 g、干姜6 g、桂枝10 g、五味子6 g、半夏10 g。

功用:解表散寒,温肺化饮。

（4）苏子降气汤

⟳**方药组成:**紫苏子10 g、半夏10 g、当归10 g、甘草6 g、前胡10 g、厚朴10 g、肉桂3 g。

功用:降气平喘,祛痰止咳。

（5）定喘汤

⟳**方药组成:**白果10 g、蜜麻黄10 g、苏子10 g、甘草3 g、款冬花10 g、杏仁10 g、桑白皮10 g、黄芩10 g、制半夏10 g。

功用:宣降肺气,清热化痰。

（6）清金化痰汤

⟳**方药组成:**黄芩10 g、栀子10 g、知母10 g、桑白皮10 g、瓜蒌仁10 g、贝母10 g、麦门冬10 g、橘红10 g、茯苓15 g、桔梗10 g、甘草3克。

功用:清肺化痰。

（7）黛蛤散

⟳**方药组成:**蛤粉10 g、青黛1 g。

功用:清肝泻肺,化痰止咳。

4 化湿剂

（1）黄连温胆汤

⟳**方药组成:**黄连3 g、半夏10 g、竹茹6 g、陈皮10 g、茯苓15 g、炙甘草6 g、炒枳壳10 g。

功用:清热化痰和胃。

（2）三仁汤

⟳**方药组成:**杏仁15 g、飞滑石18 g、白通草6 g、白蔻仁6 g、竹叶6 g、厚朴6 g、生薏苡仁18 g、半夏15 g。

功用:宣畅气机,清利湿热。

（3）连朴饮

⟳**方药组成:**制厚朴10 g、川连3 g、石菖蒲6 g、制半夏10 g、香豉10 g、焦栀子10 g、芦根20 g。

功用:清热化湿,理气和中。

(4) 平胃散

►**方药组成:**苍术 10 g、厚朴 10 g、陈皮 10 g、甘草 6 g。

功用:燥湿理气。

(5) 小陷胸汤

►**方药组成:**黄连 3 g、半夏 10 g、瓜蒌皮 10 g。

功用:清热化痰、宽胸散结。

(6) 苓桂术甘汤

►**方药组成:**茯苓 30 g、桂枝 10 g、白术 10 g、炙甘草 6 g。

功用:温阳化饮,健脾利湿。

(7) 萆薢分清饮

►**方药组成:**益智仁 10 g、川萆薢 10 g、石菖蒲 10 g、乌药 10 g(杨氏)、川萆薢 15 g、黄柏 10 g、茯苓 15 g、炒白术 10 g、莲子心 2 g、丹参 15 g、车前子 10 g。

功用:温肾利湿,分清化浊,清热利湿健脾,分清别浊。

(8) 四妙丸

►**方药组成:**苍术 10 g、黄柏 10 g、薏苡仁 30 g、牛膝 10 g。

功用:清热利湿,用于湿热下注所致的痹病,症见足膝红肿,筋骨疼痛。

(9) 瓜蒌薤白半夏汤

►**方药组成:**瓜蒌皮 10 g、半夏 10 g、薤白 10 g。

功用:化痰宽胸。

(10) 枳实薤白桂枝汤

►**方药组成:**枳实 12 g、厚朴 12 g、薤白 9 g、桂枝 3 g、瓜蒌 12 g。

功用:通阳散结,祛痰下气。

(11) 柴芩清胆汤

►**方药组成:**柴胡 10 g、黄芩 10 g、半夏 10 g、竹茹 6 g、陈皮 10 g、茯苓 15 g、炙甘草 6 g、炒枳壳 10 g。

功用:清利肝胆湿热。

(12) 袁Ⅰ号方

►**方药组成:**柴胡 10 g、黄芩 10 g、垂盆草 30 g、茯苓 15 g、薏苡仁 15 g、泽泻 10 g、山楂 15 g、橘叶 10 g、陈皮 10 g、平地木 15 g、甘草 3 g、茵陈 15 g、丹参 15 g、黄精 10 g。

功用:清利肝胆湿热。

(13) 胆道排石汤

⟲**方药组成:**金钱草 30 g、郁金 10 g、鸡内金 15 g、茵陈 30 g、枳壳 10 g、木香 10 g、生大黄 10 g、威灵仙 30 g、赤芍 10 g。

功用:利胆排石。

(14) 五草汤

⟲**方药组成:**马鞭草 15 g、垂盆草 30 g、紫草 15 g、夏枯草 15 g、鸡骨草 30 g。

功用:利湿保肝。

(15) 完带汤

⟲**方药组成:**炒白术 10 g、山药 30 g、人参 6 g、炒白芍 15 g、车前子 12 g、苍术 10 g、炙甘草 3 g、陈皮 10 g、黑芥穗 10 g、柴胡 6 g。

功用:补脾疏肝,化湿止带。

(16) 易黄汤

⟲**方药组成:**炒山药 30 g、芡实 30 g、黄柏 6 g,车前子 10 g、白果 12 g。

功用:清热祛湿止带。

5. 理血剂

(1) 丹参饮

⟲**方药组成:**丹参 30 g、砂仁 3 g、白檀香 3 g。

功用:活血祛瘀,行气止痛。

(2) 补阳还五汤

⟲**方药组成:**生黄芪 120 g、当归尾 6 g、赤芍 15 g、地龙 10 g、川芎 10 g、红花 6 g、桃仁 10 g。

功用:补气、活血、通络。

(3) 葛根姜黄散

⟲**方药组成:**葛根 30 g、片姜黄 15 g、威灵仙 15 g。

功用:活血止痛。

(4) 舒筋饮

⟲**方药组成:**羌活 6 g、当归 10 g、乳香 6 g、片姜黄 10 g、海桐皮 10 g、炒薏苡仁 30 g、甘草 3 g。

功用:祛风湿,活血止痛,主治产后筋脉拘挛,脉浮弦涩者。

(5) 加味活络效灵丹

⟲**方药组成:**丹参 15 g、当归 10 g、乳香 6 g、没药 6 g、桃仁 10 g、红花 6 g、赤芍 10 g。

功用:化瘀止痛。

（6）身痛逐瘀汤

⭢**方药组成**：秦艽10 g、川芎6 g、桃仁10 g、红花10 g、甘草6 g、羌活3 g、没药6 g、当归10 g、炒五灵脂10 g、香附10 g、牛膝10 g、地龙10 g。若微热，加苍术10 g、黄柏10 g，若虚弱，加黄芪30 g。

功用：活血祛瘀，通经止痛，祛风除湿。

（7）桃红四物汤

⭢**方药组成**：桃仁10 g、红花10 g、当归10 g、川芎10 g、熟地黄10 g、白芍15 g。

功用：养血活血。

（8）血府逐瘀汤

⭢**方药组成**：桃仁12 g，红花、当归、生地黄、牛膝各9 g，川芎、桔梗各4.5 g，赤芍、枳壳、甘草各6 g，柴胡3 g。

功用：活血化瘀，行气止痛。

（9）失笑散

⭢**方药组成**：蒲黄10 g、炒五灵脂10 g。

功用：化瘀止血止痛。

（10）固冲汤

⭢**方药组成**：炒白术30 g，生黄芪18 g，煅龙骨（捣细）、煅牡蛎（捣细）、萸肉（去净核）各24 g，生杭芍、海螵蛸（捣细）各12 g，茜草9 g，棕边炭6 g，五倍子（轧细）1.5 g。

功用：固冲摄血，益气健脾。

（11）加减清热固经汤

⭢**方药组成**：生地黄15 g、黄芩10 g、地榆10 g、地骨皮10 g、龟板12 g、牡蛎30 g、藕节炭10 g、甘草6 g、栀子10 g、棕榈炭10 g、女贞子10 g、墨旱莲30 g、侧柏炭10 g。

功用：凉血止血。

（12）通经方

⭢**方药组成**：泽兰10 g、赤芍10 g、当归10 g、桃仁10 g、红花6 g、香附10 g、炒枳壳10 g、柏子仁10 g、牛膝10 g、益母草30 g、鸡血藤30 g。

功用：理气活血通经。

6. 固涩剂

（1）牡蛎散

⭢**方药组成**：黄芪30 g、麻黄根10 g、煅牡蛎30 g、小麦30 g。

功用：益气固表止汗。

（2）水陆二仙丹

🔄**方药组成**：金樱子30 g、芡实15 g。

功用：化湿固涩，用于遗精、遗尿、带下。

（3）金锁固精丸

🔄**方药组成**：沙苑子10 g、芡实10 g、莲子肉10 g、莲须10 g、煅龙骨30 g、煅牡蛎煅30 g。

功用：固肾涩精。

7 **清热剂**

（1）戊己丸

🔄**方药组成**：黄连3 g、制吴茱萸2 g、炒白芍15 g。

功用：泻肝和胃止痛。

（2）化肝煎

🔄**方药组成**：青皮、陈皮、芍药各6 g，牡丹皮、栀子（炒）、泽泻（血见下部者用甘草代之）各4.5 g，土贝母6～9 g，当归10 g，赤白芍10 g，牛膝10 g，郁金10 g，浙贝母10 g，泽泻10 g，青陈皮各10 g，生麦芽30 g，橘叶6 g，牡丹皮10 g，钩藤15 g，该方为袁师化裁，用于治疗肝经郁火导致的月经后期。

功用：怒气伤肝，因而气逆动火，致为烦热，胁痛，胀满，动血等证。

（3）导赤散

🔄**方药组成**：淡竹叶10 g、生地黄15 g、生甘草6 g、通草3 g。

功用：清心养阴，凉血通淋。

（4）滋肾通关散

🔄**方药组成**：知母10 g、黄柏10 g、肉桂2 g。

功用：泻火通小便。

8. **安神剂**

（1）酸枣仁汤

🔄**方药组成**：炒酸枣仁15 g、知母10 g、川芎6 g、茯神10 g。

功用：养血安神。

（2）柏子养心汤

🔄**方药组成**：柏子仁10 g、酸枣仁15 g、玄参10 g、生地黄10 g、麦冬10 g、当归10 g、茯神10 g、远志6 g、珍珠母30 g、煅磁石15 g、知母10 g、首乌藤30 g、合欢皮15 g。

功用：养心肾阴安神。

（3）磁朱丸

⊃方药组成：煅磁石 15 g、朱灯心草 3 g、神曲 15 g。

功用：聪耳明目，镇肝安神。

9. 解表剂

（1）加减桑菊饮

⊃方药组成：桑叶 10 g、桔梗 6 g、连翘 15 g、杏仁 10 g、甘草 6 g、薄荷 6 g、苏子 10 g、半夏 10 g、黄芩 10 g、鱼腥草 30 g、蝉蜕 10 g、防风 10 g。

功用：外散风热，内清痰热。

（2）银翘散

⊃方药组成：金银花 10 g、连翘 10 g、淡竹叶 6 g、荆芥 10 g、牛蒡子 10 g、淡豆豉 10 g、薄荷 6 g、甘草 6 g、桔梗 10 g、芦根 15 g。

功用：疏散风热解表。

（3）止嗽散

⊃方药组成：紫菀 10 g、蜜百部 10 g、桔梗 10 g、白前 10 g、荆芥 10 g、陈皮 10 g、甘草、生姜 3 g。

功用：宣肺疏风，止咳化痰。

（4）加味选奇汤

⊃方药组成：川芎 6 g、羌活 10 g、防风 10 g、葛根 15 g、白芷 10 g、黄芩 10 g、白蒺藜 10 g、僵蚕 10 g、苍耳子 10 g、辛夷 10 g。

功用：祛风清热，通窍止痛，治疗鼻窦炎中额窦为主的疼痛。

10. 调和剂

（1）半夏泻心汤

⊃方药组成：半夏 10 g、黄芩 10 g、干姜 3 g、炒党参 15 g、炙甘草 6 g、黄连 3 g、大枣 10 g。

功用：清热化湿，温补脾阳，消痞散结。

（2）抑肝和胃散

⊃方药组成：黄连 3 g、紫苏叶 10 g、茯苓 15 g、干姜 6 g、陈皮 10 g、竹茹 6 g、炙甘草 3 g、太子参 10 g、炒谷麦芽各 20 g。

功用：清肝和胃止呕，用于妊娠肝热犯胃之呕吐。

（3）小柴胡汤

⊃方药组成：柴胡 10 g、黄芩 10 g、炒党参 10 g、半夏 10 g、炙甘草 6 g、生姜 3 g、大枣 10 g。

功用:和解少阳。

（4）大柴胡汤

⮑**方药组成:**柴胡 12 g,黄芩、芍药、半夏、枳实各 9 g,生姜 15 g,大枣 4 枚,生大黄 6 g。

功用:和解少阳,内泻热结。

（5）乌梅丸

⮑**方药组成:**附子 10 g、细辛 3 g、桂枝 10 g、花椒 3 g、干姜 6 g、炒党参 15 g、黄连 3 g、黄柏 10 g、当归 10 g、乌梅 10 g。

功用:温补脾肾,清热泄肝止痛。

（6）百合乌药汤

⮑**方药组成:**百合 30 g、乌药 10 g。

功用:养阴散寒理气。

11. 治风剂

（1）天麻钩藤饮

⮑**方药组成:**天麻 9 g,川牛膝、钩藤各 12 g,石决明 18 g,山栀、杜仲、黄芩、益母草、桑寄生、夜交藤、朱茯神各 9 g。

功用:平肝潜阳,清热活血,补肾安神。

（2）镇肝熄风汤

⮑**方药组成:**怀牛膝、生赭石(轧细)各 30 g,生龙骨(捣碎)、生牡蛎(捣碎)、生龟板(捣碎)、生杭芍、玄参、天冬各 15 g,川楝子(捣碎)、生麦芽、茵陈各 6 g,甘草 4.5 g。

功用:镇肝熄风,滋阴潜阳。

12. 通下剂

（1）麻仁丸

⮑**方药组成:**火麻仁 15 g、苦杏仁 10 g、大黄 6 g、炒枳实 10 g、姜厚朴 10 g、炒白芍 15 g。

功用:清热养阴,宣肺理气,化湿通便。

（2）通利散

⮑**方药组成:**蟋蟀 10 g、蝼蛄 10 g、生大黄 10 g。

功用:活血利水。

13. 外科方剂

（1）神应养真丹

方药组成：羌活 10 g、天麻 10 g、当归 10 g、白芍 15 g、川芎 10 g、熟地 10 g、木瓜 10 g、菟丝子 10 g。

功用：滋肝补肾，活血祛风，养血生发。

（2）紫草散

方药组成：紫草 10 g、钩藤 10 g。

功用：清热透疹，用于疮疹初生，才作赤点，毒气未得透出皮肤者。

（3）消风散

方药组成：当归、生地黄、防风、蝉蜕、知母、苦参、胡麻、荆芥、苍术、牛蒡子、石膏各 6 g，甘草、通草各 3 g。

功用：疏风除湿，清热养血。

（4）五皮五藤饮

方药组成：白鲜皮 30 g，丹皮、地骨皮、海桐皮、桑白皮各 15 g，海风藤、天仙藤、钩藤、青风藤、夜交藤各 12 g。

功用：祛风燥湿，清热止痒。

（5）五味消毒饮

方药组成：金银花 15 g、野菊花 6 g、蒲公英 6 g、紫花地丁 6 g、紫背天葵子 6 g。

功用：清热解毒，消散疔疮。

（6）四妙勇安汤

方药组成：金银花 90 g、玄参 90 g、当归 60 g、生甘草 30 g。

功用：清热解毒，活血止痛。

（7）加减红藤煎

方药组成：红藤 30 g、金银花 15 g、乳香 6 g、没药 6 g、连翘 15 g、延胡索 15 g、黄柏 10 g、薏苡仁 30 g、香附 10 g、生甘草 6 g。

功用：清热解毒，活血化瘀。

（8）浸酒方

方药组成：熟地黄 200 g、枸杞子 200 g、制何首乌 300 g、虎杖 200 g、杜仲 200 g、狗脊 200 g、三七 100 g、藏红花 15 g、海马 50 g、炒当归 200 g。

功用：补肾活血除痹。

随

笔

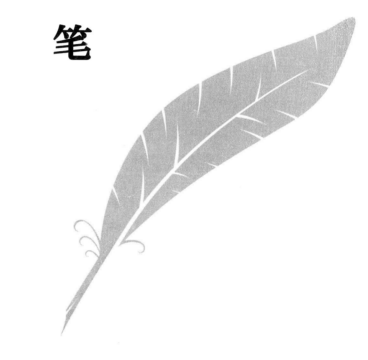

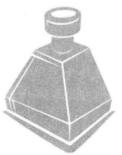

随笔主要记载读书、临证之点滴心得与思考,或医案、方药,按日期记载,不成系统,及时记载,有助于提高临床水平。

1. 顽固性失眠加孔圣枕中丹(龟板、龙骨、远志、石菖蒲)。

百合朝开暮合,紫苏朝仰暮垂。

王琦治失眠方:半夏、夏枯草、百合、紫苏、枣仁、甘松、柴胡、白芍。

多梦加白薇、细辛、龙齿、杏仁。

瘀血:血府逐瘀汤。

肝阴血虚:酸枣仁汤。

心肾阴虚:柏子养心汤。

心脾两虚:归脾汤。

阴虚火旺:黄连阿胶汤。

心火:朱砂安神丸或珍珠母代朱砂加导赤散。

肝郁化火:丹栀逍遥散。

胃气不合:保和丸合半夏秫米汤。

2. 桑叶降血糖。

3. 豨莶草祛风止痒,解毒活血。

4. 肝气郁结,肠胃积滞用三棱、莪术。

5. 大便次数多,不甚稀,为脾虚。

6. 三仁汤合方

咳嗽,合桑菊饮;汗,合黄连温胆汤;胃痞,合香砂六君汤;便秘,合木香顺气散;腹泻,合参苓白术散;前列腺炎,合草薢分清饮;痰湿闭经,合经前方;痹证、麻木属痰瘀互结者,合活络效灵丹。

7. 尿路感染湿热证:患者述二妙丸有效。

8. 理冲汤:生黄芪、党参、炒白术、山药、天花粉、知母、生鸡内金、三棱、莪术,脾主磨。

9. 气淋汤:生黄芪、知母、柴胡、炒白芍、乳香、没药。

10. 会厌逐瘀汤:气滞血瘀、津液耗伤,柴胡、枳壳、桃仁、红花、生地、当归、赤芍、玄参、甘草、桔梗。

11. 神应养真丹:四物汤加天麻、羌活、木瓜、菟丝子。

12. 清暑益气汤:治疰夏,气阴两虚,湿热阻滞,气滞血瘀。

方药:人参、黄芪、甘草、升麻、葛根、麦冬、五味子、苍白术、泽泻、六神曲、黄柏、青陈皮、当归。

13. 柴苓汤:少阳少阴,湿重热轻。

柴平汤：少阳阳明，湿重热轻。

柴胡达原饮：少阳阳明合病，秽浊重热轻。

蒿芩清胆汤：黄芩温胆汤，少阳湿热偏热。

柴胡陷胸汤：少阳阳明合病，气滞痰热。

14. 导赤散中竹叶、生地配伍意义：心主血，心经有热，则血热，故以生地凉血，竹叶清心热，心热易耗血，故以生地养心阴。

15. 鱼际络赤，胃中有热。

16. 老年人，高年肾衰，要补肾。

17. 泽泻泻脾湿，车前子利肾水。

18. 白血病：舌红少苔，阴虚血热。方以知柏地黄汤加消瘰丸、太子参、甘草、当归、白芍、瓦楞子。

19. 枳实薤白桂枝汤：寒湿中阻，胸胃合病治标。理中汤：脾胃虚寒治本。

20. 牡蛎散：黄芪30 g、麻黄根10 g、煅牡蛎30 g、小麦30 g，气虚汗出，汗为心之液，汗出多，伤心阴，以小麦养心阴。

21. 阳和汤加当归四逆汤治经络寒湿，四妙勇安汤加活络效灵丹，治热毒血瘀之脱疽。

22. 口疮湿热证予黄连温胆汤合三仁汤加石膏、知母、连翘；甘露消毒丹也可。

23. 妇科肿瘤治法：化湿解毒，土茯苓、金银花、赤小豆；活血化瘀，牛膝、当归；补肾，山萸肉、肉苁蓉。

24. 淋巴瘤：消瘰丸夏枯草、猫爪草、瓦楞子、黄药子。

25. 痛风湿浊重者以黄连温胆汤、四妙散、三仁汤加丹参、黄精、桃仁、虎杖、车前草、葛根、川芎、牛膝、佛耳草。湿浊轻后加六味地黄丸或五子衍宗丸补脾肾。

26. 心脏病易汗，动则加重，心气虚血瘀，湿热伤阴，汗为心之液，予黄连温胆汤、太子参、北沙参、麦冬、五味子、小麦、煅牡蛎、黄芪、丹参、葶苈子。

27. 热结（阳明或肝经郁火）可导致月经后期与经期延长并存。

28. 舌体胖，气虚便秘，见大便干结有3种病理情况：① 舌淡胖，苔薄白，气血两虚，血虚导致便干；② 舌胖，舌红，少苔，气阴两虚，阴虚导致便干；③ 气虚基础上出现胃热伤阴，阴虚热结导致便干。如一患者舌体胖，质偏红，易疲乏，多汗，大便干，夜尿多，头痛，牙周炎，以黄连温胆汤加参苓白术散、石膏、知母，参苓白术散加玉女煎比较合适。另外，气虚湿阻也可导致便秘，大便少不畅，重用白术。

29. 楚某，青年女性，痛经，寒凝腹痛，予逍遥散加乌药、桂枝、木香、泽兰、赤芍温通解郁后好转。

30. 盆腔炎、宫颈炎导致月经出血，先治疗炎症，再调经。

31. 乏力，舌体胖，面色萎黄，气血两虚，补中益气汤加味，炙黄芪20 g、炒白术

15 g、陈皮 10 g、炒党参 15 g、升麻 6 g、柴胡 6 g、当归 10 g、炒白芍 10 g、葛根 15 g、丹参 15 g、川芎 6 g、炙甘草 6 g、炒谷麦芽各 15 g。

32. 痛经在经前宜温通理气。经后 3 天,此脾虚,参苓白术散加减。

33. 妇科重视补肾。

34. 陈某,黧黑斑,痰湿阻滞,治以温胆汤合三仁汤,湿去则瘀好转。

35. 孙某,膝盖及小腿发冷,大便易溏,苔黄腻,舌暗红,脉滑,脾虚为本,湿热、瘀血为标,治以三仁汤合活络效灵丹加桃仁、红花、苍术、补骨脂、牛膝、木瓜、桂枝 10 g、葛根 20 g,7 剂,小腿凉消失,膝盖仍凉。

36. 香附、五灵脂除胃痛,五灵脂可泄浊,可治湿瘀互结。

37. 朱某,脊柱损伤后便秘,夜间四肢抽动,治以温胆汤加知母、川芎、珍珠母、首乌藤、玄参、地黄、甘草、合欢皮、远志、柏子仁、酸枣仁、厚朴、薏苡仁、木香、虎杖、葛根、蜈蚣、赤芍、桃仁、当归、白芍、生大黄(5～10 g)、(火麻仁)肉苁蓉(锁阳)、莱菔子、栀子,气虚加黄芪。

38. 张某,脊柱损伤后便秘,会阴部疼痛,前列腺炎,治以三仁汤加木香 10 g、太子参 15 g、天冬 10 g、黄芪 30 g、黄柏 10 g、甘草 6 g、知母 10 g、粉草薢 15 g、牛膝 10 g、莱菔子 10 g、肉苁蓉 10 g、枳实 10 g、虎杖 10 g、蜈蚣 2 条、龙葵 30 g、车前草 15 g、赤芍 10 g、大黄 15 g、全蝎 6 g、马钱子 3 g、地黄 10 g、车前子 15 g、三七 6 g,后以三仁汤加木香 10 g、桃仁 10 g、天冬 10 g、太子参 15 g、黄芪 30 g、黄柏 10 g、甘草 5 g、知母 10 g、粉草薢 15 g、牛膝 20 g、炒莱菔子 10 g、炒枳实 10 g、虎杖 15 g、龙葵 15 g、蜈蚣 2 条、赤芍 15 g、生大黄 15 g、车前子 15 g、生地黄 15 g、全蝎 6 g。

附方脊髓康:生黄芪 30 g、当归 12 g、川芎 10 g、赤芍 12 g、丹参 20 g、水蛭 10 g、制大黄 10 g、泽泻 10 g、茯苓 10 g、枳实 10 g、厚朴 10 g、肉苁蓉 10 g、淫羊藿 10 g、地鳖虫 10 g、蜈蚣 1 条、益智仁 10 g、车前子 15 g,补肾生髓,活血化瘀理气通便治标。

39. 袁某,意外怀孕,孕囊大小为 2.5 cm,人民医院清宫后,复查 B 超 1.8 cm,体胖,苔黄腻,舌质暗,湿热瘀阻,方以三仁汤加苍术 15 g、黄芩 10 g、茜草 10 g、黄柏 10 g、大血藤 30 g、甘草、败酱草各 30 g,三剂,胎下。

按:袁师认为证姜厚朴有导滞作用,茜草化瘀止血,大血藤、败酱草可活血化瘀。附方开骨散:当归 30 g、川芎 15 g、龟板 24 g、血余炭 10 g、生黄芪 120 g、川牛膝 15 g,气不虚者少用黄芪。

40. 脾虚湿热,导致月经先期量少,脾虚湿阻导致量少,邪热导致先期。

湿热证:月经量少,月经后期,淋漓不尽,湿阻导致后期,邪热导致淋漓不尽。

41. 腹痛,舌光红少苔,胆囊术后,大便可。术后肝热伤阴,一贯煎化裁。《未刻本叶氏医案》:阴伤腹痛,用知母、白芍、黄芩、牡丹皮、茯神、牡蛎等药。知母养阴清热,黄芩、丹皮清肝,牡蛎平肝,白芍、甘草养阴缓急止痛,茯神养心健脾。

42. 瘀血与纳差、不寐、痹证、汗有关。

43. 贫血与纳差有关。

44. 潘某,不寐,彻夜难寐,便干,头晕,有时耳鸣,舌体淡胖,苔薄白腻,质暗,脉弦虚,既往有颈椎病、贫血病史,证属心脾两虚、血虚肝旺,治以归脾汤加丹参、葛根、川芎、珍珠母、首乌藤、合欢皮、煅磁石、香附、莱菔子。二诊,不寐明显好转,加生地黄养血通便;三诊,加夏枯草清肝。

45. 乳腺、子宫肌瘤、卵巢囊肿,理气化痰消瘀,一定要与补肾法合用,标与本兼治。

石见穿、土鳖虫、穿山甲、王不留行、刘寄奴、山楂、生鸡内金、当归、赤白芍、丹参、夏枯草、五灵脂、香附、柴胡、牡蛎、贝母、海藻,湿浊加苍术、薏苡仁,热加蒲公英、红藤、败酱草。配合补肾调整治本。

46. 刘某,背冷,胃冷,洗热水澡时仍觉得冷,寒湿,还是表寒?

47. 顾某,经行风疹,月经来第二天瘙痒,周身起红疹,经净自愈。舌体偏胖,脾虚湿热,予三仁汤加消风散,加紫草、僵蚕。

按:夏桂成风疹饮方解:① 养血凉血活血:生地、牡丹皮、赤白芍。血虚、血热、血瘀皆能生风;② 祛风止痒:白蒺藜、地肤子、白鲜皮、浮萍;③ 清热化湿:茯苓、薏苡仁、海桐皮、豨莶草。阴虚生风,阴虚阳亢化风,内风导致外风。

48. 汗为心之液,加连翘、栀子清心止汗。

49. 唇炎:脾胃积热,清胃散加泻黄散。

50. 女性,上热下寒者多见,小腹以下发冷,上见舌红口疮,柴胡桂枝干姜汤。

51. 口疮加尿路感染,清胃散加知柏地黄汤。

52. 日晡加重阳明不能通降,燥屎邪热,湿热阻滞。

53. 黎明盗汗为肝火,予丹栀逍遥散;半夜盗汗为阴分伏热,予青蒿鳖甲汤,多是热病过后;黄昏盗汗,为阴虚火旺,予当归六黄汤。

54. 纳差病因:感冒、肺部感染、胃溃疡、肿瘤、贫血(缺血性贫血或巨幼细胞性贫血)、抑郁。

55. 胃痛:胃溃疡、心梗、左肺底肺炎。

56. 妇科肿瘤:龙蛇羊泉汤,蜀羊泉 30 g、龙葵 30 g、蛇莓 20 g、半枝莲 30 g、海金沙 20 g、土茯苓 30 g、女贞子 20 g。

57. 阳明胃 14～15 时;大肠 16～17 时;少阴心 18～19 时;肾 20～21 时;太阴肺 22～23 时;脾 24～1 时;厥阴心包 2～3 时,肝 4～5 时;少阳胆 6～7 时;三焦 8～9 时;太阳膀胱 10～11 时,小肠 12～13 时。

58. 根除 HP 后,舌苔厚,乏力,腿酸,苦寒伤脾,湿重热轻,分消湿热。

59. 段某,阴虚厥证,肺癌广泛转移,全身怕冷舌红少苔,阴虚畏寒,养阴清热后,畏寒明显好转。后梅雨季节,舌苔黄腻,大便不畅,阴虚夹湿热,合三仁汤。

60. 耳鸣感冒后,加玄参、桔梗、连翘,通畅咽鼓管。

61. 功血,无腹痛,无口苦,舌淡,苔薄白,血色鲜红,气虚夹血热,血得寒则凝,固冲汤加十灰散加黄芩炭、地榆炭、蒲黄炭、藕节炭。仿黄土汤意,黄芩、生地黄、阿胶、甘草、赤石脂、白术、附子(血得寒则凝)。

62. 痤疮脾虚湿热毒,泄泻,加五味消毒饮。

63. 郑某,女,55 岁,烘热,偏身汗出,右上半身,左下肢汗出,脚底痛,动则汗出,肾虚湿热,予黄连温胆汤合知柏地黄汤。

64. 白细胞减少,乏力,全身汗出,口干,舌红,苔黄腻,脉滑,证属肝肾阴虚夹湿热。气虚证多见。

65. 肩周炎,局部不出汗,好转后出汗。活络效灵丹加羌活、地龙。

66. 胸闷,阴虚痰热证,予黄连温胆汤加柏子养心汤。

67. 肝病、肾病、孕妇、贫血易发生不宁腿,脾虚湿热证,参苓白术散加木瓜、牛膝、黄柏;气虚证予补中益气汤加黄柏、五味子。

68. 吴某,胃凉,舌红,苔黄腻,大便干,胃腑郁火,另外气滞、寒、湿阻、瘀阻可表现为胃凉。

69. 邱某,寒喘,慢性支气管炎,梅雨季节,苔白腻,治以苏子降气汤加三仁汤。

70. 张某,脱发,脑鸣,证属阴虚湿热,治以归芍地黄汤、二至丸、白芷、防风、蝉蜕、地肤子、薏苡仁、苍术、稀莶草。

71. 自身免疫性疾病的两种证型

① 滋阴抑亢汤

当归、赤白芍、山药、牡丹皮、茯苓、干地黄、山萸肉、甘草养阴;柴胡、钩藤清热;苎麻根、蒲黄凉血化瘀止血,蛇舌草清利湿热。

② 助阳抑亢汤

黄芪、党参、鹿角片、炙甘草、山药、茯苓、丹参、赤白芍、五灵脂、山楂。

72. 出血的原因:气虚、血热、瘀血阻滞。

73. 李某,乏力,腿酸,大便溏薄,舌淡胖,脉弱,予补中益气汤加山药、薏苡仁、仙鹤草、神曲、葛根、仙茅、淫羊藿、松节,腿酸加牛膝、木瓜,咽中有痰加桔梗、连翘。治疗 1 个月后,贫血正常,白细胞升高。

74. 段某,肺 MT 转移,畏寒,夜尿频多,舌红少苔,一诊予六味地黄汤加女贞子、北沙参、乌药、石斛、黄芪、益智仁、太子参、麦冬、五味子、谷麦芽、蛇舌草、半枝莲、葛根;二诊加莪术、杏仁、防风、车前子、牛膝;三诊加薏苡仁、厚朴;四诊加玄参、贝母;五诊加猪苓、淫羊藿、陈皮;六诊加三仁汤、防风、壁虎。

75. 生黄芪,可以补气生阴。

76. 真菌性食管炎：氟康唑 50 mg×2，QD，10 d，复查光滑。

77. 根除 HP 后，黄腻苔消失。

78. 小学生可发生严重的十二指肠球部溃疡，临床应注意，建议查胃镜。

79. 李某，男，90 岁，纳差，舌红，少苔，脉弦，便干，舌质暗，寐欠安，双下肢动脉粥样硬化狭窄疼痛。予北沙参、石斛、百合、谷麦芽、莱菔子、决明子、陈皮、丹参、当归、桃仁、黄芪、地龙，药后，寐转安，纳增、莪术、郁金、姜黄活血开胃。瘀血阻滞导致失眠，纳差。

80. 慢性复发性中耳炎，肾开窍于耳，肝胆经络循行于耳，心寄窍于耳，虚则少阴，实多肝胆，单纯型湿热证，予加减五苓散（金银花 10 g、连翘 6 g、牡丹皮 6 g、茯苓 15 g、炒白术 10 g、车前子 10 g）。肝胆湿热，脓色黄，恶臭，加减龙胆泻肝汤（龙胆草 3 g、柴胡 3 g、生地黄 10 g、泽泻 6 g、车前子 10 g、茯苓 15 g、白术 10 g、六一散 20 g）。干祖望认为应将肝胆火、肝胆湿热与一般湿热、其他脏腑火热分开来处理，非如此，效果不显。虚火予六味地黄汤加石决明 30 g、白蒺藜 10 g、菊花 10 g、枸杞子 10 g、钩藤 12 g，有条件可加羚羊角粉。

81. 五脏皆可，湿热伤阴，痰热伤阴，导致湿热、痰热阴虚并存。

肺痰热伤阴：生脉饮、麦门冬汤、沙参麦冬汤加清热化痰。

胃阴虚湿热：沙参麦冬汤、益胃汤加清热化湿。

肝阴虚湿热：一贯煎加味清利肝胆湿热。

肾阴虚湿热：知柏地黄汤加清利下焦湿热。

心阴虚湿热：柏子养心汤加温胆汤加减。

脾阴虚湿热：资生丸加山药、石斛、白扁豆、乌梅、炒白芍。

82. 脏腑别通论

心通于胆，肝通于大肠，脾通于小肠，肺通于膀胱，肾通于三焦，厥阴通于胃。

在经络辨治中很有用，在脏腑辨治中也有使用。

如心病失眠治胆，如小柴胡汤、温胆汤等；情绪紧张可引起胆囊舒缩功能障碍，导致胆囊炎，养心安神以解肝郁所致胁痛。

肝通于大肠，如茵陈蒿汤中用大黄，大肠腑气不通，采用疏肝理气治疗，如柴胡治疗便秘。

肺通于膀胱，小便不通，采用宣肺法治疗，即提壶揭盖法，肺水肿才用利尿法治疗。

肾通于三焦，主要在于水液代谢以及元气的通行，卫气根于元气，如玉屏风散加淫羊藿、鹿衔草，补元气之根，提高卫外之力。

心包通于胃，厥阴心包之火温胃气，如苓桂术甘汤中桂枝温化胃中痰饮，胃中痰饮可上注于心包，如瓜蒌薤白半夏汤，采用化痰法治疗冠心病。

后记

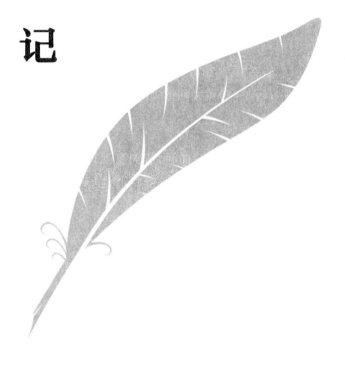

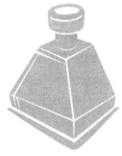

　　我在中医药的道路上,先后跟随过四位老师学习,他们德艺双馨,给我树立了学习的榜样,也许这就是我和中医药的缘。

　　第一位是我的硕士生导师江苏省中医院肾内科麻金木主任,他治疗肾病主要采用培补脾肾、清化湿热、活血化瘀的大法。毕业后,采用麻老师的常用方药治疗慢性肾炎、慢性肾衰等多种疾病效果良好,提高了我对中医的学习兴趣。麻师豁达大度,对学生们关怀体贴,深受学生们的爱戴。这时候,我对中医的认识还是很肤浅与模糊的。

　　第二位是盐城市中医院的陈福来教授,陈师是四位老师中年龄最大的老师。江苏省中医院建院名医他大都跟随学习过,而且基本功非常扎实,我跟随他学习的时候,他经常大段背诵《内经》《伤寒论》等经典给我听,有"活字典"的称号,并善于治疗肝胆病及内伤杂病。陈师教导我学习中医要从源到流,系统学习,吸取各家之长,才能成才。陈师很宽厚,德才兼备,书生意气。他曾对我讲过:"你可能要过十年,才会对中医有所感悟。"现在十年过去了,的确如陈师估计的那样,最近两年,我才有一种入门的感觉,现在想想,也许是中医的确博大精深,也许是陈师觉得我的基础与悟性不够好。

　　第三位是我的博士生导师江苏省中医药脾胃病科主任沈洪教授。他读书真的是多,记得他双目因为视网膜脱离,刚动过手术,躺在床上,就用耳朵听《内经》的原文,刚治愈不久,又开始阅读中医古籍了。跟随沈师的三年中,我系统地阅读了不少中医典籍,打下了一定的理论基础。沈师认为应该先打下理论基础,基础打好了,以后才会走得远,没有坚实的理论基础,很难成为一位优秀的中医。跟沈师相处的时间是比较少的,匆匆而过。

　　第四位就是袁士良教授了。袁师是严厉而慈祥的，许多实习生都怕跟袁师抄方，因为怕挨骂。但袁师是最肯教学生的一位老师，把他的临床经验毫无保留、无私地传授给我们这些后学。而且，在临证中，有不明白的地方，我就随时发问，袁师也随时解释，这样我的收获就比较大，日积月累，对中医的领悟也越来越多。其实，我上门诊开方的时候，最怕病人打扰我的思维，不由佩服袁师的定力。当然跟袁师抄方时我这种打扰，尽量选择病人相对不多的时候。袁师的临床经验丰富，而且他的西医基础也是比较好的，看的病是全科的，病种很多。袁师强调背方歌，理法方药，秩序井然，容易学习效仿，跟袁师学习四年多了，逐渐感悟到中医辨证论治的科学性和中医药辨治疾病的规律。感谢袁师无私的指导，让我饶有兴趣地进入了中医的大门。我的中医药之路，袁师是比较关键的一位老师，他确立了我投身中医药事业的信念。

　　袁师已至古稀之年，仍然奋斗在临床一线，他对中医药的热爱与追求，感染着我们这些后学，让我们对中医药有信心、有责任、有追求。衷心感谢指导过我的这些老师们，恭祝恩师们寿比南山、可得永年。